1人治療家必見!
55段階式なら**6カ月**で達成できる!

月商100万円の
成功ステップ

目次

序章 なぜ、あなたの治療院はうまくいかないのか

6章 ビジネスマインドを磨き、次のステップへ

序章

なぜ、
あなたの治療院は
うまくいかないのか

Your Clinic

1 コンサルタントに頼んでも結果が出ない理由

近年、治療院の経営や売上の問題を解決するため、コンサルタントに依頼する治療家は多くなりました。しかし、期待した結果が出ず、「頼んでも意味がない」と思ってしまう方も少なくありません。その理由は、何を専門としたコンサルタントなのかを理解せず、選び方や頼む相手を間違えているからに他なりません。

経営を理解していないコンサルタントでは売上は上がらない

世にいうコンサルタントには、二つのタイプがあります。一つは自ら独立開業しているコンサルタントで経営者でもある人です。もう一つはコンサルティング会社に雇われているコンサルタントで、経営者としての経験がない単なる社員の方です。

後者の場合、コンサルティングの知識はあっても、実際の経営について実務経験がなく理解ができていないことが多々あります。そのため、経営不振に対する正しい解決策を提示できないのです。

経営不振を解決するには、まず「現在地」と「目的地」の確認が必要です。

現在地とは、現時点での経営状態を意味します。あなたの治療院に当てはめるなら、月商や顧客数（患者数）などの数字のことです。目的地とは、あなたがいくら売上を上げたいか、目指す治療院の姿などの、具体的な目標・指数のことです。

この二つを客観的に把握することで、あいだにどれくらいの差があるかが見えてきます。月商20万円の状態で100万円を目指すのか、50万円で80万円を目指すのか。条件によって、目標達成まで「かかる時間」や「必要な手段」が違ってきます。

現在地と目的地の捉え方を、旅行を例にして考えてみましょう。東京から博多を目指すには、飛行機、新幹線、夜行バスなどの交通手段があります。飛行機はもっともスピードが早いですが、その分運賃もかかります。夜行バスはこの中では一番安上がりですが、到着するには時間がもっともかかります。

あなたが今「手元に十分なお金がある」という現在地にいるのなら、飛行機を使い、目的地である博多に早く着けます。「手元に十分なお金がない」という現在地にいるのなら、新幹線か夜行バスで行くことになります。お金がかかる方法と時間がかかる方法、どちらかを選ぶことになります。

しかし、ビジネスの世界では、お金がないからと言って時間がかかる方法を選んでばかりではいられません。結果を出すスピードが遅くなり、資金が回らずビジネスの失敗を引き起こすためです。

費用にこだわりスピードを軽視した結果、ビジネスが失敗するということを、タピオカ店出店の例で見てみましょう。

2018年ごろ、タピオカがブームになった時期がありました。比較的大きな商圏の繁華街にはタピオカ店が建ち並び、列をなす人気店も数多くありました。

当時のブームに乗ってタピオカ店を開こうとした人が、開業資金として300万円が必要なところ200万円しか持っていなかったとしましょう。残りの100万円をコツコツと貯めるか、借金をして用意するか、さて、どちらが正解でしょうか。

答えは後者です。借金はしたくない！　と考えると、時代に乗り遅れあっという間にレッドオーシャン（競争の激しい市場）となります。その後、タピオカ業界にのんびり参入したところで、商売にはなりません。残り100万円を用意できたときには、ブームの引き際を見る結果となることは、容易にお分かりいただけると思います。

100万円を借金して、競合店が少ないうちに出店したなら、借金分をすぐに取り返せるほどの鮮度のあるビジネスになったはずです。「資金が足りないけれど、借金はしたくない」とためらった結果、もっとも避けたい売り逃しと機会損失を招いてしまったのです。

ビジネスの世界では、スピードが何よりも大事です。予算を用意できないからと行動を遅らせていると、ライバルに時間を与えてしまいます。予算がなくてもできる手段を探し、結果を出さなければならないのです。

ところが、経営を理解していないサラリーマンコンサルタントにはこの視点が欠けていて、機会損失やビジネスの失敗につながるような解決策を提案してくることもしばしばあるようです。現在地や目的地に対して正しい分析ができず、現場アドバイザーのような中途半端な仕事しかしていないことも多いのが現状なのです。

さらに驚くことに、経営コンサルタントの肩書を持っていながら、経営上の現在地を知る「財務三表」損益計算書、貸借対照表、キャッシュフロー計算書が読めないこともあります。つまり経営自体を理解できていないのです。このようなコンサルタントに依頼しても成果が上げられないのは、僕に言わせれば何ら不思議なことではありません。

凡人のコンサルタントでは凡人の解決策しか出せない

経営経験の有無に関わらず、コンサルタントの実績や能力によって結果のあらわれ方が変わることもあります。

僕はコンサルタントを、上位5％と大半を占める90％、下位5％に分けてランク付けできると考えています。それぞれの収入を出すなら、上位5％は1200～1500万円、さらにはそれ以上の年収を得ています。大半の90％は1200万円以下、下位にいたっては100～300万円といったところでしょうか。

上位にランク付けされるコンサルタントは、相応の実績と能力を兼ね備えています。仕事をするうえでの優先順位や時間とお金の使い方、どのような手段を選べば最適なかたちで目標を達成できるかも熟知しています。そのような土台があってこそ、クライアントの悩みに対し、ベストな解決策を提示できるのです。

一方、90％を占める大半や下位5％のコンサルタントの実績と能力は、上位よりも大きく劣ります。優先順位や時間とお金の使い方も一般常識に則っていることが多く、「凡人」としての解決策しか思い浮かびません。

うまくいかない状態を解決するには、自分と同等かそれ以下のレベルの人間からアドバイスを受けても、売上が上がるはずはありません。実績と能力を持ち合わせている人間から、新しい視点や行動の仕方を学び、実践していかなければならないのです。

だからこそ、コンサルタントに依頼をする際には、相手を慎重に選ぶ必要があります。

2 どんな現在地からでも必ず目標を達成できる「早野式」

僕はコンサルタントとして治療院業界に10年以上携わり、直接訪問指導として500人以上のコンサルティングを行ってきました。開業当初でも月商10万円以下でも、都市部の激戦区や田舎の僻地で開業していても、売上を上げてきました。治療院業界では最大手のマーケティング会社に経営アドバイザーとして就任するほど、業界からも厚い信頼を得ています。条件や場所を問わず、僕が必ず結果を出せる理由は、指導内容の質と独自のモットーにあります。

治療家のレベルに合わせ、ベストな改善案を導き出す「55段階式個別指導」

僕は、「55段階式チェックシート」（次ページ参照）をもとに個別指導を進めています。

売上に対するステップ	目的	内容	基準	ポイント
80万円（年商960万）	☑施術回数で判定する	月間施術回数150回を目標とする	1万5000〜2万枚の露出をする	露出量の拡大
	☑新規集客をする	セールスレター型HP作成＋PPC広告実行	約7〜8万円の広告費を使うこと	目標CPA 5000円
	☑広告費の使用	売上目標の15％を広告費に回す	売上の底上げ	再度、提案販売
	☑集客数と成約率	目標集客数20名 回数券成約数15名	成約率67％を達成させる	自分の状態を維持する
	☑年間売上への意識	年商1000万円を達成するために4期に分ける	新規売上だけで30万円作る	顧客リスト精査・RC判定
	☑経営者としての優先順位	時間とお金の使い方 基準は費用対効果を考える	10回券をラインナップに入れる	既存への販売開始
100万円（年商1200万）	☑施術回数で判定する	月間施術回数180〜200回を目標とする	稼働率60〜65％	
	☑新規集客をする	セールスレター型HP作成＋PPC広告実行	Webを使った集客を中心にする	Webから25名を獲得する
	☑集客数と成約率	目標集客数25名 回数券成約数20名	成功率80％を達成させる	自分自身の型を理解する
	☑顧客維持	最優先顧客の流出を防ぐ	ロイヤルカスタマーの見直しと維持	流出を徹底的に防ぐ
	☑イベント集客の実施	年2回のイベントの開催	ダイレクトメールを活用していく	目標200万円の追加売上
	☑値上げの実施	施術1分単価180〜220円に持っていく	30分：5400〜6000円 25分：5000円	単価向上
130万円（年商1500万）	☑各種リニューアル	HP・看板・チラシなど、コンセプトの見直しをする	リニューアルをする 再出発への構築	移転含む
	☑売上比率	新規45万・既存85万円を目標にする	売上比率（比率35：65）を達成させる	
	☑顧客維持	最優先顧客の流出を防ぐ	既存顧客を中心としたコミュニティ形成	顧客が集まれる場所を作る
	☑顧客フォロー	LINEを使った即時フォロー＆情報提供をする	空いた予約枠数を既存顧客で埋める施策	無駄な時間を減らす工夫
	☑イベント集客の実施	年2回のイベントの開催	ダイレクトメールを活用していく	目標300万円の追加売上
	☑値上げの実施	施術1分単価250円に持っていく	25分：6000円 30分：7500円	稼働率を意図的に落とす
130万円以上（年商1500万以上）	☑顧客リストの活用	既存・休眠へのアプローチ回数を増やす	売上の底上げを図る	
	☑枠数を増やすための工夫	値上げ×時短×時間・日数の向上×スタッフ採用	予約表を増やすための工夫	15万円コース・20万円コースなど
	☑商品をパッケージ化させる	既存商品を目的別にパッケージ化させる	高額商品販売への着手	15万円コース・20万円コースなど
	☑ビジネスモデルの見直し	施術以外での売上を構築する	業種・業態への変化	講師業・トレーナー業の併用
	☑イベント集客の実施	年3回のイベントの開催（新規＋既存）	新規1回＋既存2回のイベント構成	目標400万円以上の追加売上
	☑マネージメントの見直し	効率性ではなく効果性のあるものを選択する。損切り	レバレッジと掛かるコストの見直し	
	☑経営者としての経営戦略	ランチェスター経営戦略の実践	経営資源の選択と集中 弱者逆転の法則	

55段階式チェックシート
55 STEP SYSTEM CHECKLIST

売上に対するステップ	目的	内容	基準	ポイント
開業レベル	☑ 事業計画を知る	目的・手段・経費	仕事を理解する	経営者への第一歩♪
	☑ 屋号を決める	集客できる屋号を知る・採用する	お客さんの立場を理解する	顧客心理へのアプローチ
	☑ 立地を選ぶ基準	世帯数・ライバル数・知っている場所	人口・母数によって売上が変わる	人が居るところでやろう
	☑ 商品値付け	1分あたりの単価を決定する	1分150円を切らない設定をする	安くやると顧客数が必要になる
	☑ 営業・集客活動	集客の基礎・順番・露出範囲を知る		
	☑ プロモーション活動	開業時の活動を計画することができる		
10万円 (副業レベル)	☑ コミュニケーション	初めての方と15分以上話ができる	挨拶・頷き・オウム返し	
	☑ 新規集客をする	自院を中心に1日1時間ポスティングをする	1日180枚×22日＝3960枚	毎日、ポスティング
	☑ 回数券を作る	2万～2万5000円の回数券を作る	2万5000円だと4名に販売する	
	☑ 複数回商品の提案	販売の順番とトークスクリプトを覚える	共感・悩み・提案・決定	
	☑ 集客数と成約率	目標集客数6名 回数券成約数3名	新規売上だけで6～8万円作る	
	☑ 売上比率	新規6万円、既存4万円の目標を達成する		
20万円 (年商240万)	☑ コミュニケーション	相手の価値観を理解することができる		
	☑ 新規集客をする	自院を中心に1日2時間ポスティングをする	1日300枚×20日＝6000枚	
	☑ 回数券を作る	2万5000円～3万円の回数券を作る	2万5000円だと6名に販売する	
	☑ 複数回商品の提案	コミュニケーションに重点を置く・共感数	セールスはトークではない	
	☑ 集客数と成約率	目標集客数10名 回数券成約数6名	ポスティング中心の集客活動	
	☑ 売上比率	新規15万円、既存5万円の目標を達成する	新規売上だけで12～15万円作る	
35万円 (年商420万)	☑ コミュニケーション	悩みを聞き出し、共感することができる	質問を掘り下げることができる	悩みと共感・労い
	☑ 新規集客をする	ポスティングに合わせて新聞折込の併用	1万～1万5000枚の露出をする	露出量の拡大
	☑ 広告費の使用	売上目標の15%を広告費に回す	約5万円の広告費を使うこと	広告費計上
	☑ 複数回商品の提案	トークスクリプト資料の作成・実施	複数来院の必要性を視覚化する	資料作成
	☑ 集客数と成約率	目標集客数12名 回数券成約数8名	成約率67%を達成させる	成約率の向上
	☑ 売上比率	新規20万円、既存15万円の目標を達成する	新規売上で20万円、既存売上で15万円作る	顧客フォロー追加
50万円 (年商600万)	☑ 新規集客をする	ポスティングに合わせて新聞折込みの併用	1万5000～2万枚の露出をする	露出量の拡大
	☑ 広告費の使用	売上目標の15%を広告費に回す	約7～8万円の広告費を使うこと	目標CPA 5000円
	☑ 複数回商品の提案	既存に対して2回目の回数券提案を行う	売上の底上げ	再度、提案販売
	☑ 集客数と成約率	目標集客数15名 回数券成約数10名	成約率67%を達成させる	自分の状態を維持する
	☑ 売上比率	新規30万円、既存20万円の目標を達成する	新規売上だけで30万円作る	顧客リスト精査・RC判定
	☑ 回数券を作る	既存向けの高額商品設計をする	10回券をラインナップに入れる	既存への販売開始

この55段階式チェックシートは、現在の月商と年商に合わせ、目標売上高に到達するための行動を具体的にしたものです。本書の3章以降でお伝えするスキルは、このチェックシートから抽出しています。

開業レベルなら、事業計画の作成、立地選び、施術価格の設定など、スタートダッシュに向けた行動が必要になります。月商10万円の副業レベルなら、ポスティングや回数券の販売などで、新規集客や複数回の来院につなげることが課題です。月商50万円や80万円に届くと、新聞折込広告の併用やホームページの作成（リニューアル）、2回目、3回目の回数券の販売など、これまでの売上を増やして底上げするため、レベルを上げた行動にシフトしていきます。

レベルに合わせた課題や行動を把握し、実践すると、売上という成果を確実に得られます。「何をしたらいいかわからない」と悩むことなく、「現状に対して正しい行動ができている」という確信のもとで治療院経営に取り組めるようにもなります。

経営を基礎から学び、長期的な安定経営に活かせることも、55段階式個別指導のメリットです。経営者としてのマインド、営業・集客活動の正しい順番や方法など、一つ一つ丁寧に指導します。これによって経営スキルが磨き上げられ、時代の変化への適応力を身につけられ、数十年後も治療院を存続させられる基盤が整います。

訪問個別指導で、現場で経営の問題を見きわめる

僕が行っている個別指導塾におけるもう一つの特徴は、**塾生の治療院を必ず訪問する**ことです。北は北海道、南は鹿児島、沖縄と、500院以上の治療院に足を運び、日本でもっとも多くの治療院を訪問したコンサルタントとしても評価を受けています。

面倒なうえに非効率であるため、一般的なコンサルタントは訪問を避けるようですが、僕は率先して行っています。実際に現場を見なければ、治療院や治療家が抱える問題の全体像が把握できないからです。

例えば、立地。都市部、地方都市、田舎など、治療院はいたるところにあり、場所によって売上や治療院の存続が左右されることがあります。

人口や世帯数が多い場所でなら集客活動がスムーズに進みますし、閑散地や山の中でなら難しくなるでしょう。人口や世帯数が多くてもまわりのライバルも多くては、期待通りの集客効果は得られなくなります。

立地だけで考えても、同じ治療院は存在しません。場所や状況によって、やるべき手段が変わ

るのです。そしてそれは、現場をこの目で確認しなければわかりえないことです。

治療院を訪問することで、患者さんの立場からの問題点や解決策を見出すこともできます。治療院の第一印象や院内環境など、施術以外の要因が経営不振に悪影響を及ぼすケースも少なくないためです。

第一印象では、看板が古びていないか、院内の掃除が行き届いているか。治療院経営が長ければ長いほど、このようなエチケットに無頓着になる治療家の方がよく見られます。

院内環境については、僕は光、音、におい、温度など、患者さんが来院中に体感する要素に注目します。窓からの光や照明がまぶしくないか、院内のBGMや周囲の騒音がうるさくないか、香水や体臭などのにおいが気にならないか、冷房や暖房などの空調管理が患者さんにとって適温になっているか。

治療家にとっては取るに足らないことのように思われても、患者さんは不快に感じられることもあります。いくら素晴らしい施術を受けたとしても、患者さんは不潔で不快な治療院にまた来たいとは思いません。このようなマイナス要因によってリピート率の低下や患者さんの離脱が起きているのなら、今すぐにでも改善しなければなりません。

これらの問題と解決策も、実際に現場を訪れ、体感しなければ気づかないものです。

現在地に対しての正しい行動と、現場を隅々まで注意深く見渡したからこそのアドバイス。この二つが相乗効果を生み、僕の個別指導塾では非常に多くの方が経営不振を脱し、成功治療家に成長しています。

もしあなたが治療院経営に悩み、さまざまな手段を試しても成果に恵まれないのなら、このような指導を行うコンサルタントのもとで学び、指導を受けることを強くおすすめします。

3 まずやるべきこと（事業計画）が抜けている

治療院経営の悩みを解決するには、適切なコンサルタントに依頼するだけでなく、治療家自身も仕事の取り組み方を改めなければなりません。

治療院を経営しているのに「事業計画」を作っていないのは、うまくいっていない治療家の多くに見られる致命的なミスです。特に整体院やリフレクソロジーサロンを開業されている方に、その傾向が見られます。

治療院経営を進めるためには、事業計画は必須

経営に必要な事業計画を立てない理由は、開業条件が関係しています。

整骨院・接骨院を開業する場合、治療機器や複数のベッドを用意する初期費用として、開業資金が700～1000万円ほどかかります。自己資金では限界がある場合、銀行や金融公庫から借りる必要があり、審査を通過するための事業計画書を作成します。開業する目的、必要となる資金額、返済スケジュールなど、書類上のかたちだけでも事業計画書の提出が求められます。

一方、整体院やリフレクソロジーサロンでは、ベッドやタオルなどの最低限の備品があれば仕事ができ、自宅で行うなら10～20万円程度で開業できます。銀行や金融公庫からお金を借りる必要がなく、事業計画書を作らずに済んでしまいます。このような背景から、事業計画を立てない治療家の方が圧倒的に多いのです。

しかし、銀行や金融公庫からお金を借りるわけでなくても、事業計画は立てなければならないものです。売上目標と達成するための手段が見えてこないからです。

事業計画がなければ、経営は行き当たりばったりになる

事業計画を立てるときには、目的と手段、予算を明確にし、どのように実現していくかという方向性を導き出します。目的となる売上目標を設定し、手段を選び、用意できる予算に合わせて計画を立てていきます。

これは一般企業で当たり前に行われていることです。事業計画を作らずにその場の思い付きで経営をしたら、会社はたちまち不安定になり、最悪の場合には倒産の危機も訪れます。

事業計画を立てないことのリスクは、家を建てるときを例に考えるとわかりやすくなります。家を建てるとき、最初に完成図を用意します。まだ何も建っていない更地に「このような家を建てます」と完成図を作り、それに見合った見取り図や設計図、仕様書や工程表などを揃え、「何をどのような順番で組み立てていくか」という計画を立てます。そして、基礎を打ち、柱を立て、屋根を葺いて壁をつけ、内装工事などの工程を経て、やっと家が完成するのです。

ここで完成図を作らずに家を建てたら、想像するまでもなく、目も当てられないほど不格好で、住めそうにもない家ができあがるでしょう。家の完成イメージを明らかにせず、工程や手段をおろそかにし、行き当たりばったりで作業をしたら結果は明白です。

経営も同じことです。見取り図や設計図、仕様書や工程表などにあたる事業計画がなければ、目標達成までの手段や順番が把握できません。そのような状態では経営が改善されるどころか、業績は悪化の一途をたどるでしょう。

経営者としての視点を持とう

事業計画を作るということは、経営者としての視点を持ち、治療院を事業として捉えるということにもつながります。

治療家の方の中には職人気質が強く、「患者さんの身体を良くするのが仕事だから、お金儲けに走りたくない」と思われる方もいらっしゃいますが、そのような考えでは治療院を存続させることはできません。

施術を通じて患者さんの身体を良くすることは、確かに治療家の本分でしょう。しかし、独立開業した以上は、施術をしているだけでは治療院は成り立ちません。売上や収益などの数字に目を向け、治療院の継続と発展、成長につなげていかなければならないのです。「患者さんの健康を支え、地域にお住まいの方に貢献したい」という思いがあっても、経営が不安定で治療院を維持できなければ、それは叶わなくなってしまいます。

治療家としての本分を果たすためにも、経営者としてしっかり事業計画を立てることはとても重要です。

4 コロナ禍で業績が伸び続ける治療家たち

2020年初頭から話題に上り始めた、新型コロナウイルス。WHO（世界保健機構）がパンデミック（世界的大流行）を表明し、日本でも緊急事態宣言が発令される事態となりました。結果、感染拡大防止対策の徹底や経済活動の自粛などが要請され、多くの業種が経営面でのダメージを受けています。

治療院業界も例外ではなく、新規患者さんの激減や既存患者さんからの予約キャンセルなど、業績不振に苦しむ治療家が多いと聞きます。しかし、この状況下でも順調に売上を伸ばし、過去最高記録を達成した治療家がいることも事実です。

俗にいう「コロナ禍」でも、変わらず業績を上げられる治療家には、二つの強みがあります。

患者さんとの関係を良好に保っている

業績を伸ばし続けている治療家は、患者さんとの関係を1回の施術で終わらせるのではなく、長い期間にわたって維持しています。

普通に考えると、治療院のビジネスは1回分のやり取りで完結します。患者さんが来院され、治療家が1回分の施術をする。それが終わると新しい患者さんを探し、同じ流れでやり取りを進めていきます。

しかし、**繁盛している治療家は、同じ患者さんに対して複数回の来院を提案しています。そして長期間にわたって施術を繰り返し、お互いの関係性を深めているのです。**

このように積み上げられた人間関係が、簡単に崩れることはありません。たとえコロナ禍のような困難が起ころうとも、「先生の施術なら、ぜひとも受けたい」と患者さんが希望されるようになり、来院者数の減少を防げます。

ほかの業種の繁盛店でも、同じような方法が取られています。一度商品が購入されたら、同じお客さんに対して次の販売や提案を行い、お互いに長期的な関係を育んでいます。結果、常に多くのお客さんを維持できるようになり、経営面での好調が続くのです。

新しいお客さんばかりを追い求めるのではなく、**既存の患者さんを大切にし、数か月でも数年でも続くような、良好な関係性を保つ。治療院の安定経営を確立するには、このような考え方の理解が必要です。**

時代の変化に適応できている

時代の変化を読み取り、適応していることも、業績を伸ばしている治療家の強みです。

一昔前なら、「治療院は、治療家の腕が良ければ繁盛する」が常識として通りました。治療院自体が少なかったこともあり、「技術さえ高ければ、口コミや紹介者の存在で評判が広がるので、経営に困らない」という考え方が正しいとされていました。

ところが、今は治療院が多くなり、またインターネットの普及によってそうした情報にアクセスしやすくなり、ライバルが格段に増えています。結果、繁盛するには治療家の技術力だけでなく、人脈やコミュニケーション能力、立地条件などの要素も求められるようになりました。また、口コミや紹介者などの偶然性に頼るような待ちの姿勢では、治療院の存続も危ぶまれる時代にもなっています。

繁盛している治療家は、この変化を受け入れ、それでも売上を上げ続けるために行動しています。営業やコミュニケーション、独自性などを活用し、技術以外でも治療院経営が成り立つ仕組みを構築しています。

時代や状況の変化に抗うのではなく、そのなかでできる手段を実行する。その冷静さと適応力、行動力があってこそ、コロナ禍のような未曽有の危機下でも業績を伸ばし続け、自分の治療院を守り抜けるようになります。

5 患者さんの「かかりつけの治療家」を目指そう

どのような状況下でも治療院を存続させるには、患者さんとの関係を保つことが大事だとお話ししました。その必要性や意義にピンとこないなら、**患者さんにとっての「かかりつけ医」のような立ち位置で、治療家人生を歩んでいくことをイメージするといいでしょう。**

身体の不調をいつでも相談できる、頼りになる治療家

かかりつけ医には多くの定義がありますが、簡単に言うと「身体について、いつでもなんでも親身に相談に乗ってくれる、身近にいる医師」のことです。

かかりつけ医のサポートを受けていると、患者さんは病気や怪我などの症状だけでなく、疲れやだるさ、食欲不振など、軽微な不調についても相談できます。関係性を長く保っているのなら、医師も患者さんの体質や症状の出方を熟知していて、最適な治療法やアドバイスを提示できます。定期的に診察することで、不調の予防や重症化の防止もできるようになるでしょう。

治療家も同じように、かかりつけ医のイメージで患者さんに接してはいかがでしょうか。

患者さんの症状は、1回や短期間での施術で完全に改善できるものではありません。特に慢性的な症状は、日常生活の過ごし方や身体の使い方が積み重なった結果として起きています。また、仮に改善されても、生活習慣や動きの癖、ストレスによって再発することもあります。このような原因で身体の不調が続くと、心の平安を保てなくなり、生活の質が落ちる結果にもなりかねません。

こうした悪循環が起こらないよう、かかりつけの治療家として患者さんを支える。不調が出たらすぐにでも相談に乗り、医療機関とは異なる視点からの解決策やアドバイスを提案し、重症化や再発を未然に防ぐ。このようなサポートをいつでも受けられるなら、患者さんとしても心強く感じられるはずです。

本当の治療家なら、患者さんに一生通い続けてもらおう

かかりつけの治療家になることは、患者さんに一生でも通っていただくという意味にもなります。僕も、治療家の方にはそれくらいの気概を持っていただきたいと思っています。

ここでちょっと考えてみてください。あなたはこれまで治療家として、技術を磨き、身体や症状についての知識を深めてきました。「患者さんの身体を良くしたい」という熱意も人一倍持っているでしょう。

それなのに、あなたのところに来ていた患者さんが別の治療院に行ってしまったら、どんな気持ちになるでしょうか。努力と苦労を軽んじるような扱いを受け、悔しく感じないでしょうか。

そんな思いに陥らないよう、患者さんに末永く通っていただく。「私のところに来たのなら、今後一生、施術します。ほかの治療院に行かず、私のところに来てください」と言えるのが、本

当の治療家ではないでしょうか。もっと強気に「ほかの治療院では、症状が改善されないばかりか、悪化するかもしれません。そうならないために患者さんはもちろんご家族を含め、私がかかりつけの治療家になります。何かあったらいつでも来てください」と自信を持って言えるくらいが正解だと、僕は思います。

身近なかかりつけとして、熱意と気概を持って患者さんの健康をサポートし続ける。治療家の理想像を実現するためにも、安定経営のためにも、これはぜひ意識していただきたいあり方です。

6 安定した収入があるから、治療家の理想も育める

患者さんに継続的に通っていただくと、売上が上がります。治療家としても安定した収入を得られ、生活にゆとりが生まれ、心にも余裕を感じられるようになるでしょう。そう、心豊かな生活をするには安定した収入が必要なのです。これは僕の理念でもあります。

安定した収入が得られないと、人の心はすさむ

お金に対する考え方は人によってさまざまで、「お金は汚いもの（争いのもと）だ」「稼ぎを多くしようと躍起になるのは良くない」と思う方もいるでしょう。しかし、生活を営むには収入が

不可欠ですし、質の良い人生を求めるなら相応の金銭が必要です。十分な収入を得られていなければ、社会から評価されないこともあります。

経済社会では、収入が不安定な状態にあると、人の心はすさみます。いつもストレスを抱えて心がギスギスし、家庭環境や人間関係も悪くなります。挙句の果てには「生きていくためには仕方がない」と、人を騙してお金を取ろうとしたり、人のものを奪ってみたり、最悪な人生を送ることにもなるでしょう。

お金の余裕が心や生活に与える影響力を考えると、お金稼ぎや安定収入が決して悪いものではないということをわかっていただけると思います。

お金の不安は、治療家の仕事の質にも影響する

収入の不安定さは治療家の仕事にも悪影響を及ぼします。

売上が少なく、手元に十分なお金がない状態で、支払いに追われる毎日。そのような状況では常にお金の不安が頭にちらつき、仕事への集中力が低下します。施術や患者さんとのコミュニケーションの質も下がりかねないでしょう。

患者さんの身体を良くする仕事をしているのに、治療家の心が不健康な状態にあっては本末転倒です。治療家として理想的な人生を歩むためには、やはり安定収入はなくてはならないものです。

7 思い込みや罪悪感から解き放たれよう

序章では、現在の治療院経営がうまくいかないことへの答えとして、仕事への姿勢や理想的な治療院・治療家としてのあり方、安定収入の必要性について解説しました。

これらのポイントが理解できていれば、確実に経営不振を改善できますが、行動に移せない方も多いです。

その理由は本人の「思い込み」と「罪悪感」です。よく考えてみると、それらはまったくの見当違いです。どういうことか説明していきましょう。

「お金をもらうのが申し訳ない」という考え方を疑おう

まず、思い込みと罪悪感で多いものが、お金に関する考え方です。**「患者さんからお金をもら**

うのが申し訳ない」と、施術価格の設定や値上げに消極的になり、いつまでたっても売上を上げられないのです。

この思い込みと罪悪感の根底にはどのような要素があるのか、疑ってみてください。

「値上げをすると患者さんに金銭的な負担をかけてしまう」という気持ちの裏には、「患者さんが離れてしまい、売上が下がる」という不安が隠れていませんか。この場合、患者さんに罪悪感を覚えているのではなく、自分の生活や将来への不安を感じています。

また、治療家自身が「患者さんにお金がない」と決めつけていることもあります。患者さんから「そんなに高い施術料金は支払えない」と言われ、「この人にはあまり財力がないから、お金をもらうのは申し訳ない」という気持ちが出てきてしまうのです。

しかし、患者さんが本当にお金を持っていないと考えることが、一概に正しいとは言えません。毎日の生活にも困っているような状態だとあなたが思っていても、患者さんは意外にも趣味や交際費、旅行など自分が好きなものに、惜しみなくお金を使っているものです。あなたの施術にお金を払う気がないだけで、金銭的な余力は持っているのです。

自分自身のお金の使い方や経験が、思い込みや罪悪感を根付かせていることもあります。

例えばあなたが買った商品が役に立たなかったとしましょう。そこで使ったお金は無駄となります。そのような経験が多くなるほど、「お金を使うと損をする」「お金を使うと、嫌な思いをする」という考えが頭に刷り込まれ、「患者さんに同じような経験をさせたくない」という抵抗感が強くなります。

また、営業マンから押し売りをされ、商品を買ったとします。欲しくもない商品を買わされ、品質も良くなかった。結局、大切なお金を失ってしまった。このような経験が続くと、セールスに嫌悪感を抱き、売上不振を改善するために必要な営業活動ができなくなることもあります。

このように、お金の思い込みや罪悪感を突き詰めていくと、誤解や別の原因、本人のお金との向き合い方が関係していることがわかります。

「ポスティングは迷惑行為だ」は、本当なのか？

思い込みや罪悪感は、集客活動にもあらわれることがあります。特にチラシのポスティングは誤解されることが多いです。

ポスティングはれっきとした集客活動の一つであり、比較的早く新規患者さんを獲得できる方法でもあります。僕も塾生にポスティングをすすめていますが、「迷惑行為だからやりたくない」

と言われることがあります。

これも、本人の経験が原因になっている可能性が高いです。

あらゆる業種がポスティングを行っているため、玄関のポストには日々チラシが投函されます。多い日にはポストのなかが混沌とした状態になり、それが頻繁に起こることもあります。すると、ポスティングに嫌なイメージを抱き、「自分はこんな嫌なことはやりたくない」と思い、集客のために必要だと理解できていても避けるようになってしまいます。

しかし、ポスティングが迷惑行為かと言えば、必ずしもそうではありません。

肩こりや腰痛などの症状で悩んでいて、治療院を探している方は、少なからずいます。患者さんにとって自力で適切な治療院を見つけることは難しく、チラシ（情報）がなければその治療院を知ることはありません。施術を受けられる場所に出会えず、辛い症状を抱えたまま毎日を過ごすことになります。

治療家として、このような患者さんを見過ごしてもいいのでしょうか。悩みを解決する機会を提供しなくてもいいのでしょうか。チラシが必要ない方にとっては、ポスティングは迷惑行為かもしれません。けれどそのチラシを必要とする方も必ず存在します。それなら、必要としてくれる方のことを第一に考えて、ポスティングをしてみてください。そのような視点を持つことで、**ポスティングが迷惑行為ではなく「患者さんの身体の悩みを解決する方法を届ける行為」だとわかってきます。**

思い込みや罪悪感には、自分自身の経験から植え付けられていることが少なくありません。しかし、そこにとらわれたままでは売上も結果も出せず、うだつの上がらない状態で治療家人生を終えることになるでしょう。

「それは本当に正しいのか?」「どうしてそう思うのか?」と掘り下げて考えることで、思い込みや罪悪感が解消され、具体的な行動に踏み出せるようになります。

1章

正しい順番なら、月商100万円は必ず実現する

1 月商100万円を実現するために必要なこと

僕は個別指導塾で、塾生たちに「月商100万円は必ず実現できる」と話しています。ここで注意する点は、何も考えずに月商100万円を実現できるわけではないということです。設計図となる事業計画を作り、目標達成までの正しい順番に基づいて行動し、経営者としての優先順位を身につける、これらのポイントを押さえなければなりません。

月商100万円を実現するまでの手段や順番が理解できていないと、単純に「自分でもできる」と勘違いをしてしまうことがあります。

例えば、「自宅開業で月商が100万円」「広告費をかけずに、月商100万円の目標に到達できた」などという話を聞くと、その達成はさも簡単なことのように思われますが、大きな間違いです。

自宅開業で月商100万円を得ているとしても、どれくらいの年月がかかっているか、どんなキャリアを積んできたか、**どのようなバックボーンがあるのかなどを見なければ、本当の労力をはかることはできません。**昔は実店舗で治療院を経営していて、「もう年をとったから、今後は限られた患者さんだけを対象に、のんびりと治療家人生を歩みたい」と、自宅で開業したのかもしれません。また現在では広告費をかけていないとしても、以前は多額の経費を使い、広くブランド力を浸透させた経緯があるのかもしれません。現時点で自宅開業し、広告費をかけなくても月商100万円を達成できているという治療院だとしても、その結果だけでなく、そうなるまでの過去の努力や背景に注目するべきです。

そうすれば、月商100万円を得ることは決して簡単ではないことをおわかりいただけるでしょう。店舗や広告費をかけずに目標が達成できているとしても、相応の努力と行動量に加え、正しい順番を守ったうえでの行動や手段の選択が背景にはあるのです。

目標達成するためには、まずは設計図（事業計画）を作る

つまり、**「正しい設計図を用意するなら、月商100万円は必ず実現する」が正しい**と言えます。

ここでいう設計図とは、序章でもお伝えした事業計画のことです。

一般的な事業計画書には、市場環境や財務管理、競合優位性、資金計画、生産計画など、これまで縁のなかった用語もたくさん出てきます。すると「事業計画を作るのはハードルが高い」と不安になる方もいらっしゃいます。けれど、事業計画を作るのにはそれほど難しい言葉を使う必

要はありません。

押さえるべきポイントは、目的と手段、経費（予算）の三つです。順番に説明していきましょう。

まず目的とは、目標とする売上のことです。月商や年商をいくら得たいのかという、具体的な数字です。「月商１００万円を得たい」「副業でやっているので、月商10万円で十分」など、目指す額は人によって違います。

次は手段、つまり売上目標をどのようなやり方で達成するかを考えていきます。集客で考えるなら、副業程度ならポスティングのみで済みますし、さらに上を目指すなら新聞折込やホームページ作成なども必要になるでしょう。

最後の経費（予算）では、現時点で売上がいくらあるのかに注目します。今の状態から、可能な手段や売上目標の達成までの時間を見据えるためです。例えば現在の月商が10万円で、それを30万円にアップさせることを目指すなら、僕の見通しでは2か月程度かかります。月商50万円ならかかる期間は3～5か月、月商１００万円に到達するなら4～8か月の期間が必要です。これらの期間はあくまでも目安となりますが、目的に応じて期間が変わり、手段も違ってきます（もちろん使う資金額も）。

このようにして事業計画を立てると、現時点でできることがわかり、地道かつ着実に目標に到達できます。そこに達成できたら次にすべきことがわかり、さらに上のステージに進んでいけるのです。ここで事業計画がなければ、何をしたらいいのかさえわからなくなります。ただがむしゃらに行動したり、効果を期待できないものにお金をかけたりなど、結果が出ない作業の繰り返しに終始してしまいます。設計図のない家は建たないのと同じ理屈です。

時間のロスと機会損失を避けるためにも、事業計画を作り、計画に則って仕事をしていくことが大事なのです。

経営者としての時間とお金の使い方を学ぶ

月商100万円を必ず実現するには、設計図に合わせて、経営者としての優先順位を理解する必要があります。優先順位とは時間とお金の使い方です。必要なものにお金を投じ、時間的なロスを防ぐということです。これにより、生産的な行動をより早く取れるようになります。

経営者なら時間とお金をどのように使うべきか、治療院のホームページを作成する例で考えてみましょう。

ライバルが増えて口コミや紹介者からの集客では経営が成り立たなくなり、ホームページでの集客が必要になったとします。しかし、専門の業者に依頼しようとしても、手元に十分な予算がありません。

この問題を解決するには、二つの方法があります。一つは無料でできる自作ホームページを作ること、もう一つはホームページ制作会社に依頼することです。自作ホームページならお金がかかりませんが、すべて自力でやらなければならず、完成までには膨大な手間と時間がかかります。一方、制作会社に依頼すると数十万円単位での制作費用がかかりますが、その分、手間をかけずにでき、制作期間も短縮できます。

経営者として仕事をするなら、お金がかかっても後者の方法を選ぶのが正解です。ホームページ制作会社なら、見栄えはもちろんキャッチコピーやレイアウトなど、確実に集客ができるホームページを作成してくれます。ここで費用を抑えようとして自力で作っていても、時間がかかるばかりか集客効果を発揮できないホームページができあがるでしょう。また、その間に肝心の集客ができなくなるというリスクも高くなります。

経営者である以上は、このようなリスクを防がなければなりません。だからこそ、お金がかかっても集客にかかる時間を短くするのがポイントです。そしてそれが、経営者としての優先順位であり、正しい時間とお金の使い方です。

このように、お金と時間の使い道を正しく選ぶことは、つねに大切です。**稼げていない治療家の多くは自分にとって心地よいものには惜しげもなく時間とお金を使いますが、集客や販売などお金がかかるものは控えようとする傾向があります。**本来ならホームページのリニューアルやポスティングなど集客につながることをしなくてはならないのに、技術セミナーに通ったりさらには懇親会に参加したり、売上に直結しない行動に意識を向けてしまいます。技術セミナーでのスキルアップは良いことですが、売上で困っているのなら、まず先に経営状態を改善するために行動するべきです。

結果が欲しいのなら、結果が出るものにこそ時間とお金を使う。これが経営者の優先順位です。この優先順位を理解し、その通りに行動できてこそ、月商１００万円に確実に到達できるようになります。

2 月商20万円の人と80万円の人では、今すべきことが違う

月商１００万円は、設計図と正しい順番、経営者としての優先順位への理解があれば実現できます。しかし、今のあなたの月商によって手段やかかる時間が変わるということを、知っておかなければなりません。

現在地を確認することが大事

僕の個別指導塾では新しい塾生に対し、まず現在いくらの売上が出ているのか、現在地の確認を必ず行います。**月商１００万円を目指していても、月商20万円の方と月商80万では、するべきことやできることが変わってくる**からです。

例えば月商20万円の場合では、１００万円までの差額が80万円あります。一方、80万円なら差額は20万円です。売上が多ければ十分な予算を用意でき、目標達成が早くなります。しかし、売上と予算が少なければ目標までの手段が限られてしまうため、それだけ時間も労力もかかってしまいます。

月商20万円の方と月商80万円の方では、するべきことや手段、行動量も違うのは当然のことです。それを理解したうえで、どのようにしたら月商１００万円を売り上げられるかを考えなければいけません。

現在地に合わせて目的地を変更し、ステップを積んでいく

そこで僕は、現時点で売上が少ないのであれば最初から月商１００万円を目指すのではなく、もっと低い金額を目標にするように指導しています。いわゆる目的地変更というものです。

旅行の例をまた持ってくるとしましょう。東京から博多に行くのに、飛行機では3万2000円、新幹線では2万5000円、夜行バスなら1万8000円かかります。

あなたの手元に今2万円しかないのであれば、飛行機にも新幹線にも乗れません。この場合は十分なお金が貯まるまで待つか、時間をかけてでも夜行バスで行くかの手段を選ぶことになります。

ただ、待ったり夜行バスを選んだりしていては到着するまでの時間が長くかかり、せっかくの旅行が台無しになります。それなら、「2万円で行けるところに行こう」と、目的地を博多ではなく大阪に変えることも視野に入れるでしょう。

ビジネスに関しても同じことです。**スピードが求められるビジネスの世界で時間がかかる方法を選んでいたら、せっかくのチャンスを失う結果になります。それを防ぐためにも、敢えて目標を見直して細分化し、実現可能な段階ごとに進んでいくほうが適しています。**

このように一旦売上目標を変更して、例えば現在の月商が20万円なら30万円を目指し、それができたら月商50万円、月商80万円とレベルを上げていく。目的地までの道のりを一気に飛び越えるのではなく、**現在地に対して一つずつ階段を設けて、そのときにとるべき行動を選んでいく。**

そうすることで、月商１００万円の実現がより確実になります。

3 裏技のショートカットは必ず破たんする

大きな目標を細かく分け、段階ごとで目標達成していくことには、別の大きな意味もあります。着実に治療院経営の基礎や土台を作らなければ、結果的に経営が不安定になってしまうということです。「とにかく早く結果を出したい」と思うばかりに裏技に頼ると、逆効果となることもあります。

裏技で月商１００万円を実現できても、その状態は維持できない

月商１００万円を目指しているけれど、現在は月商20万円で、広告費30万円を工面できたとしましょう。広告自体は裏技ではありませんが、30万円の広告費は現在の月商を超えているため、この状態では裏技のような方法だと言えます。

そして広告で一気に集客し、月商１００万円を実現できたとします。それだけを見るなら成功例のように思えますが、そうとは断言できません。**長期的にその状態を維持できるかと考えると、ほとんど不可能であるためです。**

この場合、獲得できた患者さんは新規で来られた方です。今回はたくさんの新規患者さんが来たとしても、次回も来院してくれるとは限りません。以前のように患者さんが少なくなったら、また同じだけの新規集客をしなければならなくなります。しかし、前回と同じように広告費を用意できなければ、それは難しくなります。

仮に広告費を用意できたとしても、前回ほどの集客効果を期待できる可能性は低いでしょう。治療院には商圏があり、商圏の人口で集客の結果が左右されます。人口は変わらず、場所によっては減っているところもあります。そのような状況で広告をかけても、再び同じだけの新規患者さんを獲得することは難しくなります。

月商100万円を実現するうえで大切なのは、一度だけ目標を達成することではなく、その状態を長く維持することです。そのためには、経営の基礎や土台を着実に積み上げ、段階に合わせた集客活動や行動をしていかなければなりません。それらを飛ばして裏技に頼ると、良い状態を維持できないばかりでなく、また元のうまくいっていない状態に戻ってしまいます。このようにして、破滅の道は始まるのです。

新規集客に依存しすぎることは、リスクが高い

このケースで留意したいもう一つのポイントは、新規集客で月商100万円の売上を得たことです。新規集客そのものは治療院経営には大切な行動で、たとえ既存患者さんが多くいたとしても常に意識するべきです。しかし、新規集客にこだわりすぎると、かえって経営状態が危うくなることがあります。

日本には四季があり、経営面での繁忙期と閑散期があります。1人治療院にはそれほど大きな影響はないものの、全く受けないとも言えません。繁忙期では何もせずとも患者さんは来院しますし、逆に閑散期では何をしても来ません。閑散期に多くの広告費を費やしたとしても、繁忙期ほどの集客効果は期待できないということです。

その状況に追い込まれると、「いつもと同じように集客をしているのに、どうして新規患者さんが来ないのだろう?」「新規患者さんが来ないから、また獲得しなければ」というループに陥ってしまいます。結果、集客活動をしても新規患者さんは集まらなくなり、だんだんと経営が苦しくなっていくのです。

その点、既存患者さんが多い院は、集客活動に不要な時間をかける必要がありません。売上の土台が積み上がっているため、繁忙期や閑散期に関係なく売上を得られるようにもなります。

常に安定した来院者数を確保するには、新規集客だけに力を入れるのではなく、既存患者さんを大切にすることも念頭に置きましょう。これによって、治療院経営の売上が土台から構築され、裏技に頼ることなく着実に目標へと近づいていけます。

4 早く結果を出したければ、早く登るしかない

治療院経営だけでなく、**ビジネスにおいて重要視されなければいけないものはスピードです。**遅くなればなるほど機会損失になり、ライバルに時間を与えてしまいます。ここで「早く結果を出したければ、早く登るしかない」という考えに至りますが、「単純に行動のスピードを上げればいい」というわけではありません。

ランチェスター経営戦略から見る、弱者の戦い方

1人治療院などの小さなビジネスにおいては、使える時間とお金が限られています。その時間とお金をいろいろな場所に費やすのではなく、一点に集中させるほうがより高い効果が生まれます。これは、ランチェスター経営戦略に基づく考え方です。

ランチェスター経営戦略とは、1914年にイギリスのエンジニアF・W・ランチェスターが第一次大戦時に開発した軍事戦略を、経営に応用させたものです。小さい会社や中小企業がいかにして成長していくかを説き、これを基にいくつもの企業――パナソニックやトヨタ、バイク産業では日本進出時のハーレーダビッドソン、旅行会社のHISなど――が成長を遂げていきました。ランチェスター経営戦略には差別化戦略や接近戦、局地戦などのさまざまな戦略がありますが、そのなかでも注目していただきたいものは一点集中です。一点集中とは、かけられる時間とお金を一つのもの、またはできるだけ少ないものに集中させることです。

ランチェスター経営戦略では、ビジネスの規模によって弱者と強者に分け、それぞれの戦い方の違いを説いています。

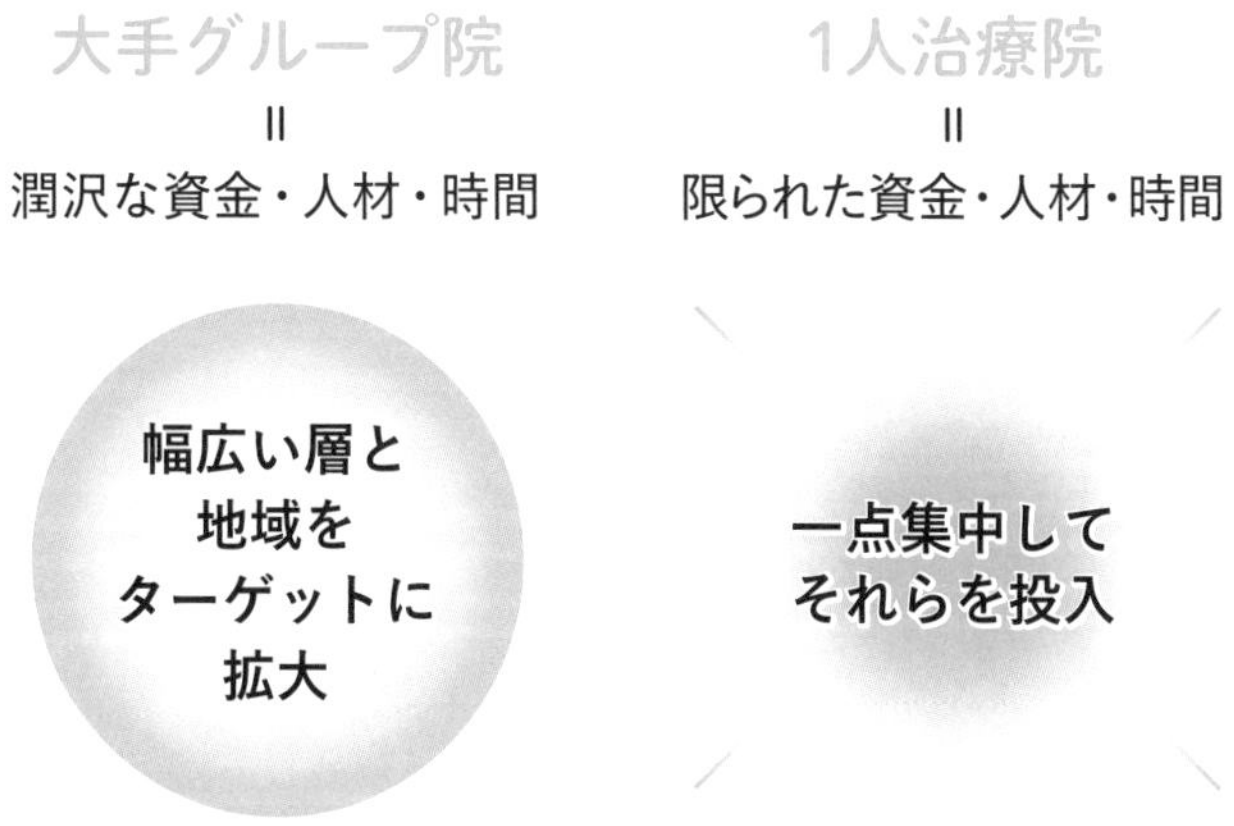
大手グループ院
＝
潤沢な資金・人材・時間
幅広い層と地域をターゲットに拡大
1人治療院
＝
限られた資金・人材・時間
一点集中してそれらを投入

1人治療院と大手治療院は戦い方が正反対

治療院ビジネスで考えるなら、1人治療院は弱者です。**1人治療院は用意できる人材や時間、資金が限られているため、一点集中でビジネスを進めていくほうが適しています。**これに対し、人材も時間も資金も潤沢に用意できる大手グループ院では、幅広い年齢層と広い地域をターゲットに、多種類の施術メニューを揃えています。

このように、**1人治療院とグループ院では、戦い方が全く逆です。**仮に1人治療院が大手グループ院のような戦い方、経営戦略を選択しても、当然のことながら負けてしまいます。だからこそ、大手のように多くの手段を同時に行うのではなく、少ない手段に集中して取り組んでいく必要があります。

いろいろな手段に一度に手を出すと、結果が出にくい

僕の個別指導塾でも、塾生の方には一点集中を意識した集客活動をすすめています。例えば集客をしたいけれどお金が足りないのなら、適切な手段はポスティングです。売上が上がってお金ができたのなら、新聞折込広告を活用してもいいでしょう。一点集中して取り組んだ分、効果も高くなります。

ここで「ポスティングも新聞折込もホームページも」と、一度に手を出してしまっては、一つひとつにかけるお金も時間も足りなくなります。また、どれも中途半端な状態で取り組んでいるため、結果にも恵まれなくなるでしょう。

SNS集客は、時間の無駄に他ならない

早く結果を出すためには、効果が出せる方法を選んだうえでの行動も必要です。**行動量を多くしても、結果が出ないものに集中していては、時間の無駄となってしまう**ためです。特にSNS集客はその典型です。

「無料でできる」という理由からか、SNSは起業初心者に好まれる集客手段ですが、効果を

実感できていない方が多いようです。僕も**経営がうまくいっていない状態でのSNSの活用はおすすめしません。**

ブログやFacebook、Instagram、YouTubeなどのSNSは、そもそもビジネスを目的として作られたものではありません。あくまでもソーシャルメディアであり、ユーザー同士でコミュニケーションを取るためのツールです。ビジネスに活用することもできますが、そこに至るには非常に長い時間をかける必要があります。ユーザー同士で信頼関係を築けてから、ようやく「この人からなら商品を買える」という段階に入るためです。時間をかけてビジネスを構築するならまだしも、すぐに売上を上げたい場合に活用すべき手段ではありません。

また「ブログもFacebookも、Instagramも」と複数のツールを一度に使った結果、無闇にタスクが増えてしまい、手に負えない状態になることもあります。効果が期待できない手段に長い時間をかけていても、当然のことながら売上にはつながらず、その時間は無駄になります。そのような背景から、僕は「**集客のためにSNSに時間を費やすことは愚の骨頂だ**」と考えています。

「早く結果を出したければ、早く登るしかない」の真意は、そのときにやるべきことに集中し、集客と売上に直結する方法を選び、早く行動していくということです。現状に合わせて使うべき時間とお金を決めて、確実な手段を選んでいきましょう。

5 一番ダメなのは「面倒だからやりたくない」

確実に自分の売上目標に近づくには、正しい行動を早く進める必要があります。しかし、「面倒だからやりたくない」という気持ちが芽生え、仕事を後回しにしてしまうことも出てきます。それは経営者として絶対にあってはならないことであり、姿勢を改めなければなりません。

独立開業したなら、自分を動かすものは自分のみ

独立してからの行動は、とにかく自由です。上司や同僚からの視線を感じながら仕事をする必要はなく、ノルマもありません。自分の基準ややる気で仕事ができ、時間も自由に使えます。朝6時に起きて夜の12時まで働くこともできますし、「今日は気分が乗らないからサボろう」「面倒だから、明日やろう」としても、誰からもお咎めを受けません。

ところが、ここで怠ける癖がつくと、その状態に慣れてしまい、仕事はどんどん遅れていきま

す。人間は環境に左右される生き物ですので、楽な環境に居続けるとそれが当たり前だと思い、厳しい環境に身を置くことが辛くなります。このような状態が続いた結果、仕事に対して怠惰な姿勢が常態化し、経営や業績が悪くなる方も多いようです。

誰からも管理されない自由な環境は魅力的ですが、自分をコントロールできなければどこまでも落ちていくというリスクもあります。そして、独立開業をした時点で、自分を動かすものは自分でしかありません。経営者である以上、自分に対してリーダーシップを持ち、仕事をしていきましょう。

365日24時間、自分の後頭部にカメラが回っていると思え

自らを律し、モチベーションを維持して仕事をする。経営者としては必要不可欠な行動指針ではありますが、時に怠け癖に負けてしまい、難しくなることもあります。そのようなときは、自分が常に誰かに見られていると思って仕事をしてみるといいでしょう。

これは、僕が営業マンとして仕事をしていたときに、上司から受けたアドバイスです。外回りの営業は、比較的自由に時間が使えます。寄り道をしていても、仕事を怠けていても、見つから

なければ注意されることはありません。そんな態度にならぬよう戒めるためか、当時の上司に「365日24時間、自分の後ろにカメラが回っていると思いなさい」と言われました。「カメラで撮られている映像を、自分の好きなパートナーが見ている。そんな状態で、仕事を怠けたりいい加減にやり過ごしたりできるか？」とも言われました。

四六時中、自分の行動がカメラで監視されていて、自分が大切にしているパートナーや仲間がそれを見ている。そのような状況で、仕事を怠けられるはずはないでしょう。

本来であれば、周囲から見られていなくても仕事はきちんと進めなければなりません。「面倒だから」「今日は気分が乗らないから」と言って、怠けてもいけません。しかし、独立開業をして誰からも注意されない環境に身を置くと、自分をコントロールすることは難しくなります。

そのようなときは、自分は大切な人から常に見られていると考え、仕事に臨むようにしてみましょう。気の緩みが引き締められ、仕事に対してプロ意識が芽生え、面倒なことにもスピードを落とさずに取り組めるようになります。

6 誰も指示してくれない状況で、結果を出すには

会社や治療院に勤めていたころなら、上司や院長からタスクが割り振られ、その通りに動いて

いれば仕事が成り立っていました。

独立開業すると、仕事場には上司も院長もいません。自分で自由に動けますが、行動の仕方によって結果が変わってきてしまいます。

しかし、そのなかでも自分自身をコントロールでき、仕事での結果を早く着実に出せている方がいることも事実です。そのような方は共通して、**「作業タスクを書き出すこと」「仕事に期限を設けること」を常に意識しています。**

自分で作業を決め、書き出していく

作業タスクを書き出すことは、今自分が何をするべきか決めることにもつながります。

独立開業してからは、仕事の指示をしてくれる上司はおらず、自分でするべきことを見つけていかなければいけません。**決められたことをやるのではなく、まだ決まっていないことを決断し、進めていくことが、事業主であり経営者の仕事だからです。そこで現在の自分の状況から、作業を書き出し、するべきことを探していきます。**

作業タスクを書き出す例を、新規集客の悩みで考えてみましょう。

新規集客で悩んでいるなら、するべきことは露出量を増やすことです。この場合のタスクは、

- ポスティング
- ホームページの作成

が考えられます。このなかから現時点でできる手段を探し、タスクを書き出していきます。

ポスティングなら、

- チラシを完成させる
- 印刷枚数を決める
- 印刷業者に依頼する
- 配布時期、チラシをまく地域を決める

などのタスクが必要です。
ホームページを作成するなら、

- ホームページ業者を探す

● プロフィール文章や対応できる症状、施術についての文章を用意する
● プロフィール写真を撮影する
● 患者さんからの声を集め、掲載する

などのタスクが見えてきます。

問題点に対しての作業を書き出していくと、たくさんのタスクが出てきます。こうして今するべきことがわかり、行動に移せるようになるのです。

タスクに期限を設けて、作業スピードを上げる

タスクを書き出すとその場でとるべき行動がわかりますが、ポスティングやホームページで考えてみても課題ごとに膨大なタスクがあり、「手に負えない」と感じてしまうこともあるでしょう。

しかし、経営者として仕事をするなら、これらのタスクを早く進めなければなりません。

そのためにも、**「いつまでに終わらせるか?」と、タスクに期限を設定しましょう。**

ポスティングでの新規集客を行うなら、

- 1週間後までにチラシを完成させる
- 2週間後までに印刷業者に依頼する
- 3週間後までに配布する地域を決める

などの期限を決めます。

ホームページを作成するなら、

- 3日後までにホームページ業者を決める
- 1週間後までにプロフィール記事を書く
- 2週間後までに体験者の声や症状ページを用意する

など、それぞれのタスクへの期限が必要です。

会社なら、タスクに期限をつけるのは当たり前のことです。独立開業した方であっても、早く結果を出す方は必ずタスクに期日を設けています。タスクが多かったとしても、「どの作業をいつまでにやるか?」を明確にし、作業に遅れが出ないようにしているのです。

また、**作業に対する期限を決めるときには、紙に書き出すことをおすすめします。**頭のなかで記憶するだけでは、いつの間にか忘れてしまい、行動に移せなくなります。必ず紙に書き、いつでも見える場所に貼っておきましょう。

早く売上を上げたければ、早く行動するしかありません。誰よりも早く結果を出したければ、誰よりも早く行動するしかありません。そのためにも作業タスクに期限を設け、作業スピードを上げ、結果につなげていきましょう。

7 問題の解決法を見つけるのが経営者

治療院経営がうまくいっていない場合、原因を掘り下げると問題点が多く見つかります。その問題点一つひとつに解決法を見つけ、実行していけば、経営改善につなげられます。しかし、「問題点があるけれど、何をしたらいいかわからない」と悩む方も多いようです。

このような悩みを解決するには、**「問題点を明確にする」「問題点を分解する」「一つひとつの解決手段を探す」**、この三つのステップで対処するといいでしょう。

問題点を明確にし、分解して考えてみる

第1ステップでは、「問題点が何か?」を探します。新規集客で悩んでいるなら、その原因は「新

問題点　「集客できない」

第1ステップ　**原因は何か**

新規患者さんが来ない

→

第2ステップ　**原因を分解**

知名度が低い

ホームページが機能していない

チラシの作り方がわからない

→

第3ステップ　**解決策を探る**

ポスティングを増やす？

改良点はどこか？

専門業者に頼む？

原因は“分解”すると解決策が見えてくる

規患者さんが増えない」です。

それができたら第2ステップとして、原因をさらに分解して考えましょう。そして第3ステップとして、その細かな原因一つひとつの具体的な解決策を探っていきます。

集客で考えるなら、

●治療院が患者さんに知られていない
↓何をしたら知ってもらえるか？
●ホームページで集客できていない
↓改良点はあるか、チラシで集客できないか？
●チラシ作りの経験がない
↓作り方を学び、業者を探す

このように、第1ステップで出た原因を細かく分解すると、解決のための課題がたくさん出てきます。

この三つのステップで気をつけるポイントは、問題点をどこまで分解するかです。分解すればするほど細かな課題に分解され、途中で挫折してしまうこともあります。ここでは、「何が問題になっているか？」「それに対して何をしたらいいか？」と、自分が具体的な行動に移せる段階まで分解しましょう。

できない理由とやらない理由を捨てろ

これら三つのステップまで進めたなら、あとは行動するのみとなりますが、ここで問題が生まれることがあります。**解決策に対してできない理由とやらない理由を作り出し、行動に移せなくなってしまう**のです。

できない理由とやらない理由は、見つけようと思えばいくらでも見つかります。「時間がない」「チラシの作り方や業者を調べるのが面倒くさい」「チラシ配りは恥ずかしいから嫌だ」「チラシを配っているところを、既存患者さんに知られると辛い」など、挙げていけばキリがないほどです。

しかし、このような言い訳をしていては、いつまでたっても問題点は解決されず、悩みを抱えたままで過ごすこととなります。

ここまでくると、解決のための最後のハードルは治療家自身にあるとも言えるでしょう。行動に移せない理由はどこにあるのか、掘り下げてみる必要があります。

問題点を解決するための具体策は、本当にできないことなのか。やりたくないか、または知らないだけなのか、もう一度考えてみましょう。よほどの深刻な事情があって不可能でもない限り、**できない理由とやらない理由を盾に行動を止めるべきではありません。**

問題点に対してどれ程優れた分析と解決策を持っていても、行動に移さなければ結果は生まれません。経営者なら、それを理解したうえで問題点を解決し、言い訳をせずに行動を続けていきましょう。

8 わからないことは「自分で調べる」が行動の第一歩

問題点を明確化して分解し、行動に移す。この積み重ねで問題は解決していけますが、今まで自分が経験したことのない手段には、わからないこともたくさんあります。

けれど経営者なら、それでも行動を止めてはなりません。わからないことが出てきたら調べる、まずはこれが第一歩です。

自分で調べることで、答えも解決策も見えてくる

解決策や手段についてわからない点が出てきたら、まずは調べてみることで、何をするべきかも明らかになります。

治療院経営がうまくいっていないのなら、答えは売上を上げることです。そのためには、患者数を増やすための新規集客が必要です。

ただし、新規集客の方法がわからなければ、行動が止まってしまいます。そこで調べるという手段に移り、可能な方法を探していくのです。

例を挙げるなら、チラシのポスティング、新聞折込広告があります。ホットペッパーなどのフリーペーパー、インターネット上ならホームページやグーグルマップへの登録、エキテンなどのランキングサイトといった媒体もあります。その中から現時点でできる手段を選び、行動につなげていきます。

やり方がわからない手段があるなら、それも調べましょう。チラシの作り方なら、書店に行けば本がたくさん売られていますし、インターネットで調べることもできます。印刷をどこでするかがわからなければ、対応してくれる業者を調べればいいことです。どれくらいの数を印刷するのかは、その基準を教えてくれるメールマガジンやブログを購読すればわかりますし、情報発信をしているコンサルタントに聞いてみるのもいいでしょう。

「できないからやらない」のではなく、知らないだけ

現時点でうまくいっていない方は、「できないからやらない」のパターンに陥っています。**しかし、本当はできないのではなく、やり方を知らないだけです。**知らないのなら自分で調べて学ぶことで、「できない」が「できる」に変わっていきます。

できないことが出てきたらそこで行動を止めず、「何ができるか?」「どうしたらできるか?」と自問自答をし、そして調べ、問題点の解決に活かしていきましょう。

9 知識のある人に聞ける環境も大切

自分で調べることはもちろん、知識のある人に聞くことも良い手段です。その道のプロから学

ぶことで、新たな視点の発見につながり、問題解決がさらにスムーズになります。

知識のある人から学ぶときには、「自己流でやらないこと」「言われたことを素直に守って行動すること」を心がけると失敗を防げます。

自己流でやると、行動がどんどんズレていく

僕の個別指導塾でも経営や集客について塾生に指導をしていますが、同じことを教えているにもかかわらず、結果が出る方と出ない方がいます。その理由は、治療院の立地条件やライバルなどの外的要因ではなく、治療家自身の学ぶ姿勢にあります。せっかく学んでも**自己流のやり方を選んでしまう方は、いつまでたっても結果を出せません。**


教えられた通りに実行するか、自己流を貫くかで、結果の出方は大きく変わります。

例えばチラシを作るときには、集客につながる書き方やテンプレートを学ぶ必要があります。キャッチコピーや悩みの喚起、施術でどのように悩みを改善できるかなどを、順番通りに書いていかなければなりません。さらには施術料金や地図、連絡先、写真や地図も必要です。このような要素が揃ってこそ、はじめて集客活動につながるチラシが完成するのです。

集客効果を出せる方は、ここで書き方のテンプレートをきちんと守り、教えられた通りにチラ

シを作ります。反対に、「それはもう知っている」「わかっているけれど、私の好みじゃない」と自己流でチラシを作る方は、ほとんどのケースで失敗します。

これを治療技術の習得に置き換えるなら、教わった通りに実行するのは当たり前のことだと理解できるはずです。新しい技術を身につけたければ、師匠や講師について技術の基礎から学びます。技術の土台となる基礎を飛ばして自己流でマスターしたところで、施術効果は出せません。

経営や集客について学ぶときも同じです。学んだことから最大限の結果を生み出したいのなら、わからないことや知らないことは自己流で通すのではなく、教えられた通りに実践すべきです。

教わってもうまくいかない場合は、チェックしてもらう

知識のある人に教わってもうまくいかないときは、行動にズレがある可能性も考えられます。基本に立ち戻り、成功している人にチェックしてもらうと気づくことができます。

教わったポイントを間違えて捉えているか、対策に抜けている部分があるかなど、自分では気づいていない問題が見つかります。問題が発見できたら素直に受け止め、言われた通りに直しましょう。

アドバイスを素直に受け止められる方は、結果が出るまでのスピードも上げられます。聞き入れようとしない方は、学んだ知識を活かせず、うだつが上がらない状態にとどまってしまいます。自分の好きなようにやるのは楽しいものですが、ビジネスの世界では結果がすべてです。自己流でやっていても結果につながらないのなら、その姿勢を改めるべきです。

問題点を抱えているのなら、プライドから自己流に固執せず、成功している人から学び、教えられた通りに改良していく。経営者だからこそ謙虚さと素直さを大切にしていきましょう。

また、定期的に自分の行動やズレをチェックしてもらえる環境も必要です。行動や手段を間違えたまま進む前に、軌道修正してもらうことでスキルアップもできるようになります。

10 行動が止まったら、自ら情報を取りにいく

これまでお話ししたことからわかるように、現在の状態から結果を出すのなら、行動するしかありません。しかし、途中で行動が止まり、動き出せなくなるときもあるでしょう。このような状態になったとしても、独立開業して経営者になったのなら、情報を取りにいかなければなりません。

経営者は自分で解決法を見つけなければならない

従業員として働くなら、自分から動かなくても、誰かが指示を出してするべきことを教えてくれます。独立して経営者になると、自分でタスクや作業を探し出し、仕事をしていかなければなりません。わからないことや知らないことが出てきても、自ら積極的に調べて情報を見つけ、さらにその道のプロや専門家に教わりに行かなければならないのです。

「誰かがやってくれる」と待ち続けていても、状況は変わりません。またその考え方が残っているのなら、独立開業をするべきではないとも言えます。「面倒だから」「考えるのは苦手」「考えたくない」と行動を止めたままにしておくと、その結果はいずれ自分に返ってきます。

独立開業をしたからには、待ちの姿勢をやめて積極的に動く。これは経営者として欠かすことのできないポイントです。

うまくいっていないのに行動が止まる、それでも行動するべき理由は、そこに今の自分にとっての課題があるからです。その課題を解決することで、一歩先のステージに進めるようになります。

行動が止まったら自ら情報を取りにいき、さらに掘り下げてみることで、問題点の答えが見つかります。次の成長につなげていくためにも、自ら動き出し、情報を取りにいく姿勢を身につけてください。積極的な行動が次の一手を知ることになります。

紙に書き出すことで、問題点の全体像が明らかになる

問題解決をスムーズにするためには、問題点を紙に書き出してみることをおすすめします。一見手間がかかるように思われますが、頭で考え続けるよりもはるかに効率的な方法です。

ほとんどの方は、問題を抱えたときに頭のなかだけで解決策を探そうとします。しかし、それだけでは良い答えは出てきません。考えれば考えるほど答えがまとまらなくなり、結局同じ悩みにとらわれ続ける、「グルグル思考」に陥ってしまいます。これでは、問題の解決ができないばかりか、無駄な時間を過ごすことにもなりかねません。

紙に書き出すと、問題の全体像がわかり、客観的に認識できるようにもなります。一つひとつ書き出すことで、売上を上げるなら集客、そのためにはチラシや新聞折込、作り方や配り方など、解決に向けての手段が見つかります。

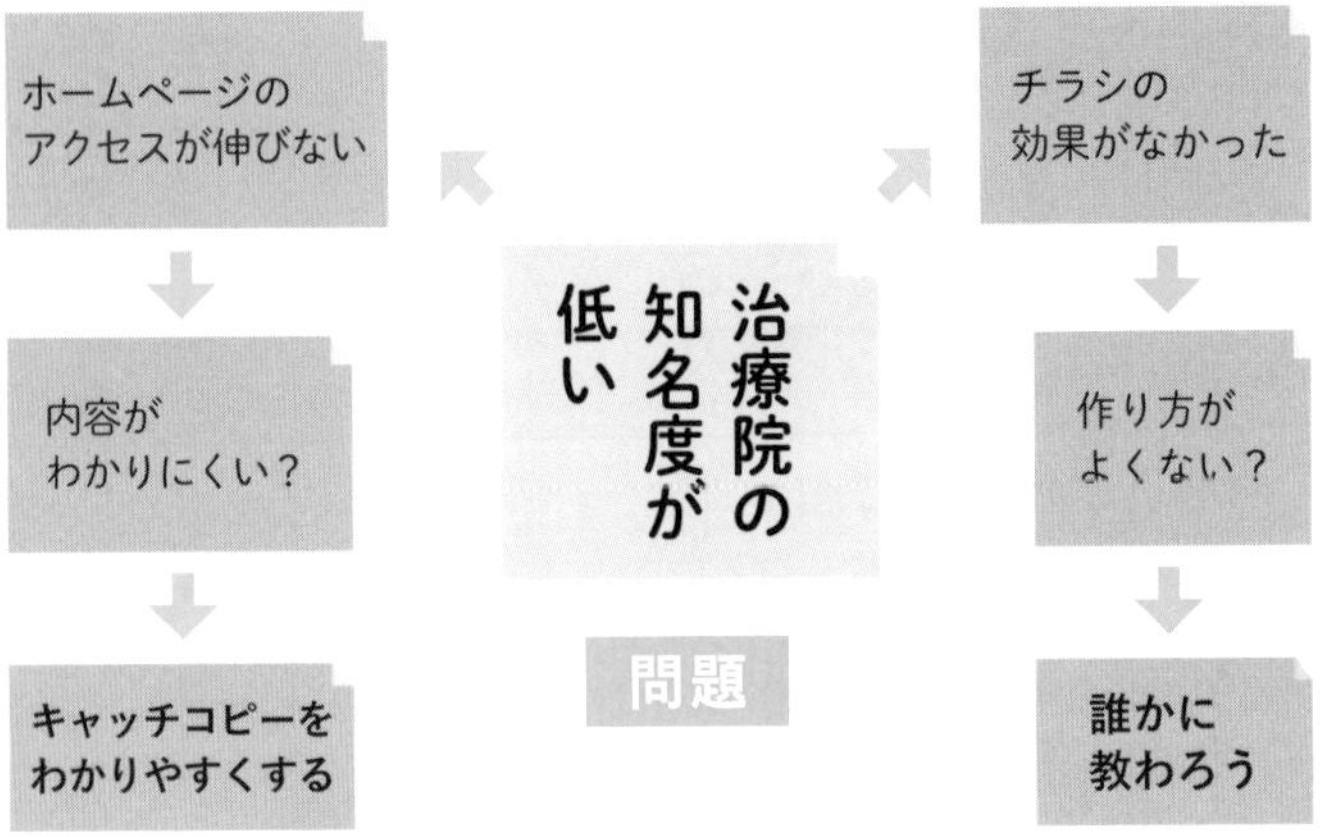
治療院の知名度が低い
問題
ホームページのアクセスが伸びない
内容がわかりにくい？
キャッチコピーをわかりやすくする
チラシの効果がなかった
作り方がよくない？
誰かに教わろう

問題は紙に書き出し「視覚化」しよう

僕自身も問題が出たときには、必ずメモに書き出し、解決策を探すようにしています。マインドマップを作ったりチャートに書いたりしていますが、これにはロジカルシンキングなどの要素も必要になってくるので、そこまでこだわらなくても問題ありません。紙に書き出しさえすれば十分です。正しい答えを出そうとする必要はありません。今考えていることを書けばいいのです。まとまらなくてもいいからとにかく書き出して、**問題を「言語化」「視覚化」していきます。**

ただ、これもできるだけ早くに、期日を設けてやりましょう。「時間があったらやろう」「明日でいいや」とやらないままでいると、後になってから余計に悩むことになります。普段のタスク作業と同じように期限を決め、より早く確実な問題解決につなげていきましょう。

11 モチベーションを上げるための理由を見つけよう

問題点を明らかにして手段を探し、行動することで売上目標は達成に近づいていくでしょう。

そこまできたら最後の課題は、自分自身のモチベーションです。やる気が持続しなければ次への行動が遅れてしまいます。

やる気が低下したときは、モチベーションを上げるための行動理由を再確認しましょう。

強い思いがあれば、行動は続く

僕の塾生の一人に、70歳を過ぎて個別指導に来られた女性の治療家がいます。治療家になって27年、治療院を開業して18年。経営状況が厳しくなり、「何とかしなければ」と僕の指導を受けに来られました。ジリ貧のような状態にあるけれど、「後継者のためにも治療院を残したい」という思いがあったそうです。その想いの強さが功をなし、その方は経営不振を解消されました。

このように、強い思いがあればモチベーションは続きます。思いや理由は人それぞれで変わるため、好きなものやあなたが大切にしているものを改めて思い起こしてみます。「治療家として、家族や自分のまわりにいる人の身体を良くしたいのだ」という使命感、「自由なライフタイルで暮らしたい」「お金をたくさん稼ぎたい」などの憧れ、さまざまだと思います。**思いが強ければ強いほど、モチベーションを支えるための原動力になってくれます。**

頑張り続けるためには最初の動機づけは何よりも重要です。「自分は何のために経営をするのか？」を念頭に、モチベーションを高い状態に保っていきましょう。

長い人生、半年だけでも一生懸命頑張る

僕自身の個別指導でも、塾生の方にモチベーションを上げるためにお話しすることがあります。そのなかで、「長い人生で、半年だけでも一生懸命にやってみろ」とお伝えしています。「6か月間も頑張るのは容易ではない」と感じられるかもしれませんが、この先何年、何十年の治療家人生を考えたなら決して長い期間ではありません。**半年だけ一生懸命に頑張れば、その後がずっと楽になります。**そう考えれば、「半年だけでも頑張ってみようか」という気持ちになれるのではないでしょうか。

指導してくれる人や共に目標に向かって走る仲間がいることで、モチベーションが続くことも

あります。僕の個別指導塾でも、塾生の方には「一人で頑張るのではなく、僕と一緒に頑張ろう」というスタンスで通っていただいています。

独立開業をすると、仕事も問題解決も、基本的には一人で進めなければなりません。経営者としては必要不可欠なことですが、時に孤独感や不安に悩まされることもあるでしょう。そのような状況でも、必要な答えを出してくれたり悩みを共有してくれたりする存在があれば、頑張りを持続させる気持ちが芽生えてきます。

自分との約束を守り、一つひとつ積み上げていく

モチベーションを保てない理由に、「変わりたいけれど変われない」というものがあります。現状は望んでいる状態ではなく、理想の姿を目指しているけれど、目標までの道のりが長すぎて挫折してしまう、よくある失敗パターンです。

そのようなときには、**いきなり大きなタスクの達成を目指すのではなく、小さなタスクに分けて進んでいくようにしましょう。**

理想と現状の自分との差が大きければ大きいほど、くじけたくもなるものです。しかし、どれだけ大きなものでも、結局は小さなことの積み重ねでできています。一歩ずつでも順番通りに

やっていけば、最終的には目標を達成できます。

ここで「楽をしたい」と裏技に頼ったり、いきなり高い目標を設定したりすると、失敗が多くなります。そして自分のセルフイメージが下がり、まだ試してもいないのに「行動しても無駄だ」と思うようになります。結果、いつまでたっても動けず、変わらない状態が続いてしまうのです。

そんな状態から抜け出すには、小さなことでも自分との約束事を作り、守り抜く。その日のタスクを決めたのなら、必ずその日のうちに済ませる。自分と約束したからにはよほどのことがない限り、やり遂げなくてはいけません。「明日でいいや」は、その約束を破る危険なフレーズです。

小さくても着実にステップを踏んでいけば、必ず理想に近づくことができます。小さくてもいいので自分との約束事を作り、一つひとつを守り、目標までの距離を縮めてきましょう。

言ってみれば、毎日コツコツとやっていくダイエットと同じなのです。

2章

早野塾で成功した経営者たち

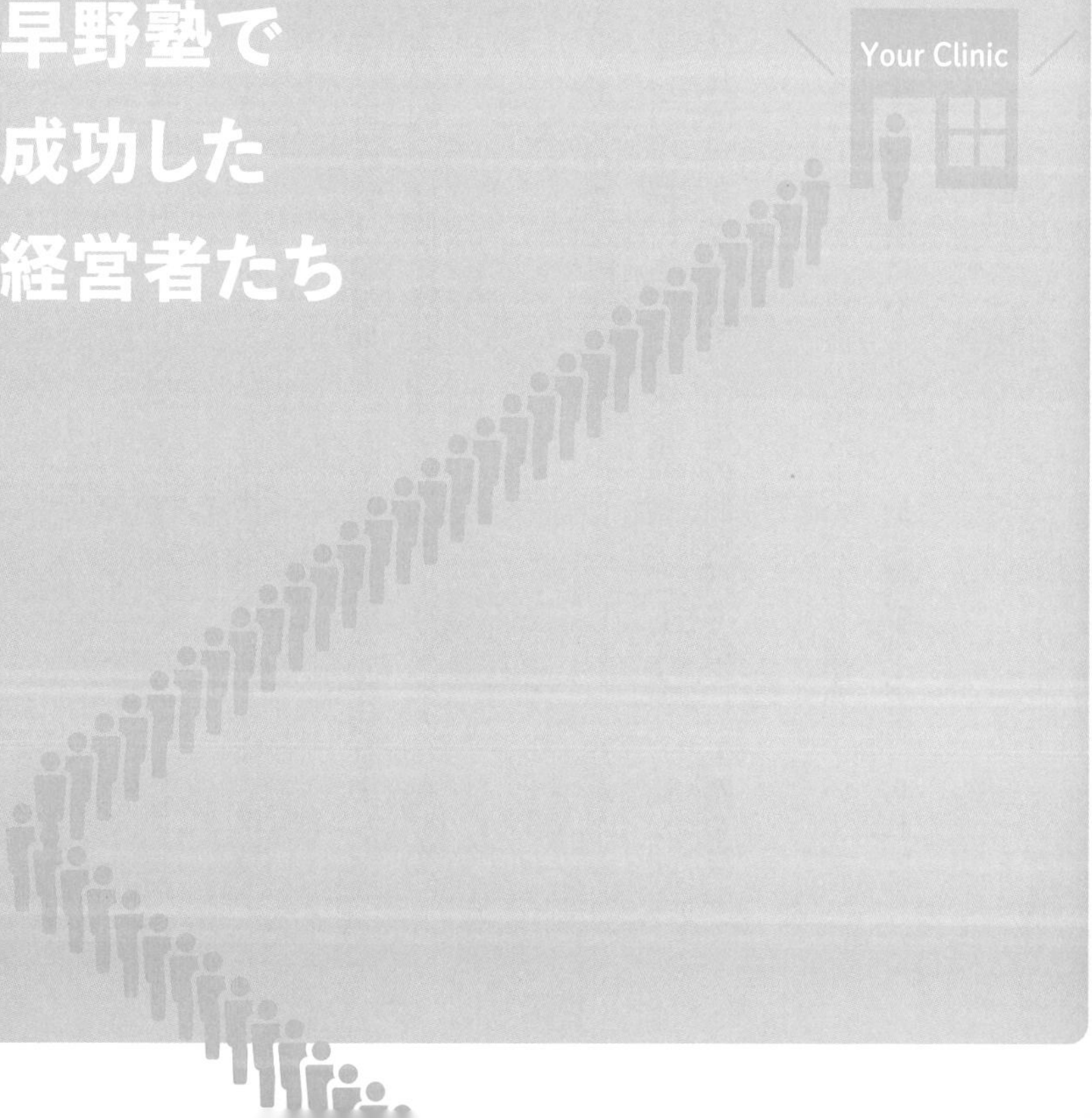

1 患者さんの選別とフォローを覚え、コロナ禍でも年商は倍以上に！

渡部裕市さん（神奈川県相模原市・渡部治療院）

私は相模原市にて、治療院を経営しています。背骨を揺らして身体の歪みを取り除く手技「DRT」を中心に、整体を行っています。

治療家としての経験は30年以上、治療院経営の経験は20年以上。8年前に当地に移転しました。3軒隣にはカイロプラクティック院、はす向かいには接骨院と、近所にはライバル院の存在も複数あります。

移転した当初は月商80万円、年商にすると1000万円近くの売上でした。しかし、だんだんと下がり始め、ついには月商50万円を切るまでに下降。さまざまな解決策を試しても、月商が戻らない状態が続きました。「なんとかしなければ」と思い、早野先生の個別指導塾への入塾を決めました。

ご指導を受けてから、月商が100万～125万円と入塾前の倍以上の売上を達成しています。2020年から始まったコロナ禍のなかでも、影響を受けることなく、治療院経営を続けられています。

ここで私が意識したポイントは、患者さんの選別とフォローです。

患者さんを選別するときには、来院される患者さんの来院頻度や治療へのモチベーションを調べていきます。本気で症状を良くしたいと思われている方と、そうでない方がいるためです。コミュニケーションや施術を通じて患者さんの本気度を確認し、残っていただける方には引き続き通っていただき、そうでないなら他の治療院をおすすめする。このような選別ができるようになりました。

当院に通っていただける患者さんには、フォローも行うことにしました。継続して通っていただいている患者さんでも、事情があって突然来られなくなることがあります。このような場合には、直接のお電話やはがきで連絡を差し上げることにしました。

これにより、落ち込んできた売上にも大きな変化が見られました。定期的に通われていた患者さんは、トータルで数十万以上の売上に貢献してくださっています。逆に考えると、このような患者さんを失うと、相応の金額的な損失を招いてしまいます。既存患者さんへのフォローによって離患を防げるようにもなり、売上の底上げにもつながりました。

現在でも誰に連絡をするか見極めるためにも、定期的に患者さんのカルテを確認し、最後に来られた時期や来院頻度を把握するようにしています。

売上が安定すると、広告費を減らせるようになります。実際に2019年は広告費に100万円を費やしましたが、2020年は40万円にまで抑えられました。また、2019年では100万円の広告費に対して売上が500万円だったのに対し、2020年は700万円。広告費を半分以下に減らしても、より多くの売上を上げられ、収益を増やせるとわかりました。

周辺にライバルがいても、コロナ禍の状況であっても、広告費を減らしても、結果的に年商は倍以上。既存患者さんとの人間関係を改善し、こちら側からコミュニケーションを積極的にとることが、大きなターニングポイントになったと考えています。

早野CHECK

渡部さんの成功事例でのポイントは、

1、既存患者さんへのフォローを行った

2、患者さんのカルテを確認し、来院頻度を把握したの三つです。

1は、既存患者さんとのコミュニケーションを治療院側からとっていくことです。多くの治療院がやっていないことですが、1人治療院が安定した売上を得るには欠かせないポイントです。治療家の方は、ほとんどの場合で新規集客に力を入れすぎてしまいます。新規集客は確かに必要なことですが、**1人治療院のような小規模治療院では、既存患者さんを維持することに重視する必要があります。**患者さんに継続して通っていただくことで、長期的な売上が確保できるからです。

これを可能にするには**2**の、患者さんのカルテ確認とフォローを欠かさずに行うことです。一人ひとりのカルテを調べ、来院頻度や最後の来院を確認する。最後の来院から時間が経過している場合には、電話やはがき、メールなどでご連絡する。治療院側から患者さんへ連絡するのは気が引けるかもしれませんが、これによって数十万単位の売上の損失を防げるようになります。

既存患者さんの売上が積み上がっていくと、広告費を少なくできるという3の段階になっていきます。

「売上が上がったら、より多くの広告費をかけるべき」と考える方が多いようですが、正解はその逆です。売上が少ない時期は、新規患者さんを集める必要があるため、多くの広告費をかけましょう。一方、予約表の枠がつねに埋まっているなら、仮に新規患者さんを多く集めても営業時間内での対応は不可能に近いと言えるでしょう。そこで、広告費を抑えて新規患者さんの来院を減らします。

患者さんの来院頻度や来院期間を慎重に調べ、既存患者さんへのフォローを怠らず、信頼関係を築く。渡部治療院はそこから売上の柱が作られ、たとえコロナ禍であっても、近くにライバル院がいたとしても、安定した治療院経営を進められたのです。

2 アドバイスを誠実に実行、月商5万円から100万円のトップ治療家に成長

宮本充正さん（千葉県柏市・宮本ケアセンター）

私は柏市にあるマンションの2階で整体院を経営し、6年目を迎えています。現在は月商100万超えが当たり前のように続き、年商は1400万円、全国でもトップクラスの売上を得

る1人治療家となっています。しかし、早野先生のご指導を受ける前は、今とは程遠い状態にありました。

開業した当初の月商は、12万円。ひどいときには月5万円にしかならないこともありました。家賃や通信費、光熱費などの経費を引くと、当然のことながら赤字になります。妻の収入や借金、コンビニエンスストアでのアルバイトに頼りながら生活をしていました。

10年以上もの修業期間を経て開業したのに、いつも赤字状態、ダブルワークをしなければ生活さえもままならない。さすがに「この状態はおかしい」と、自分でも疑問を抱きました。現状から抜け出そうと経営の勉強をしていましたが、何をしたらいいかさえわからず、結果を出せない日々が続いていました。

そんななかで早野先生の個別指導塾を知り、入塾を決断。経営面でも生活面でも苦しい状態にあったものの、「やらざるを得ない」と思い、学ばせていただくことにしました。

早野先生にご指導いただき、まず回数券の販売を始めました。継続で施術を受けていただくことで、患者さんの身体も良くなっていき、治療院としてもそれだけお金を得られます。ただ、患者さんに納得していただく必要があるため、資料を用意してしっかりと伝えることにしました。回数券が売れるようになると、売上も安定してきます。そこで私はその利益から、ホームページでの集客にも着手しました。セールスレター型のホームページを作成し、新規の患者さんを集めることを目的としたのです。集客につながる作り方も学び、現在では1か月に10人ほどに抑えながら新規患者さんに来院していただいています。これで十分です。

さらに、時間短縮と施術料金の値上げも同時並行で進めていき、売上拡大につなげました。ご指導を忠実に守って行動していくことで、最初の不安が確信に変わり、着々と売上が上がっていきました。

早野先生からは多くのことを教えていただきましたが、なかでも私にとって大きな学びとなった点は、「**学んだことを順番通りに地道にやる**」ということです。入塾当初の私は、集客スキルもなく、チラシの書き方もわからないという、ほとんどゼロの状態にありました。それでもできることを見つけて、順番通りにやっていく。そこから経営面での基礎が積み上げられ、どん底の状態から日本トップクラスの売上の治療家へと成長できました。

早野CHECK

宮本さんの成功事例でのポイントは、

1、患者さんに複数回通ってもらうための、土台を整えた
2、指導内容やアドバイスを誠実に守り、順番通りに進んだ

の二つです。

1では、患者さんが来院された段階から、複数回来ていただく段取りを整えます。1回の施術ですべての症状を改善するのには無理があると考えると、複数回の来院は患者さんにとってもメリットがあります。そこで、宮本さんには回数券の販売を始めていただくようにアドバイスをしました。

回数券の販売は、治療院側にも患者さんにもプラスになることですが、まず患者さんにその必要性を理解していただく必要があります。そのために宮本さんにトークスクリプトに合わせて資料を作成し、患者さんに回数券を購入するメリットを視覚で理解していただけるようにとお伝えしました。このようにして、回数券が確実に売れる段取りを整えることで、成約率や売上も上

がっていきました。

2は、経営がうまくいっていない方にはぜひ意識していただきたいことです。早く結果を出したければ、早く行動することがとても大切なポイントにはなるものの、「ただスピードを上げればいい」ということではありません。

月商１００万円を目指すとしても、それぞれの方が置かれている状況によって、できることは変わります。月商80万の方なら、予算が潤沢にあり、できる手段は多くなります。しかし、月商20万〜30万円の方は、80万円の方ほどの予算を持ち合わせていないため、同じことをするのは不可能です。

早く目標達成をする裏技もありますが、それにはデメリットもあります。**経営の基礎や土台ができていないのに目標にたどり着いても、その状態を維持できないのです。**そのため、一度高い売上を得られたとしても、時間がたてば元の状態に戻ってしまいます。

だからこそ、今できることを見つけ、状況に合わせた行動をしていく。**ただ行動のスピードを上げるのではなく、するべきことを早く進めていく。**そうすることで、目標に確実に到達できたうえに、良い状態、いわば最大瞬間風速を長く維持できるようにもなります。

3 丁寧な説明でリピーター続出、開業1年で月商200万円を達成

関口稔さん（東京都江戸川区・整骨院鍼灸院ひかり）

江戸川区にて、整体と鍼灸の治療院を開業しています。開業して1年で、月商は200万円。スタッフはまだ雇用しておらず、施術から応対まで一人でこなしていますが、時間的には余裕を持って仕事をしています。

早野先生の個別指導塾に参加した、当時の月商は80万円。成功例のように見えるかもしれませんが、家賃や治療機器のリース料、内装費など、開業時の借入金の返済などを差し引くと、生活していくにはギリギリの利益しか残りません。また、コンスタントに売上を上げられていたものの、「この先も維持していけるのか？」「自分は正しい経営ができているか？」など、現状と将来への不安を常に感じていました。

そんなとき早野先生が出演されている経営戦略の動画を視聴し、個別指導を受けることにしました。

最初に意識したのは、患者さんとのコミュニケーションをしっかりと取ること、ひいては「患

者さんを好きになること」です。今までは患者さんご本人にあまり関心を持たず、症状を改善することに集中していましたが、それでは本当の望みに応えられないとわかりました。痛みを取りたいのか、生活を楽にしたいのか、治療院に来られる目的は患者さんによって異なります。また、**患者さんの本音はお互いの信頼関係が深まったところで聞けるようにもなります。**コミュニケーションをしっかり取っていなければわかりえないことだと気づいたのです。

コミュニケーションで患者さんの本当の希望や本音が見えてくると、患者さんにとってベストな治療計画を提案できるようになりました。そのうえでこちら側から理想的な来院回数をお伝えすると、患者さんにも「これくらいの回数と期間で施術を受けると、症状が良くなるんだな」と納得していただけます。

私は患者さんにとって理想的な来院スタイルをご説明し、複数回の来院、リピートにつなげていきました。ご提案するときには資料を用意し、視覚的に理解していただけるように工夫も加えました。これにより、40〜45パーセント止まりだったリピート率が、70パーセントから80パーセントにまで上がりました。

このようにして、早野先生の個別指導塾で半年間学ばせていただき、月商200万円になりました。教えていただいたことを順番通りに行い、ステップを守って進めていったことが、問題解決のための鍵になったと思います。

また、同じ悩みを共有できる仲間に出会えたことも、私にとって貴重な体験でした。一人で悩み続けていたことを解決できる場となり、ワンランク上の答えを見つけられて、スムーズな経営改善につなげられました。

早野CHECK

関口さんの成功事例でのポイントは、

1、患者さんとコミュニケーションを取り、信頼関係を深めた
2、患者さんが継続して来院する必要性を、資料を使ってわかりやすく伝えた
3、仲間や指導してくれる人に出会い、新たな視点を得た

の三つです。

1の「コミュニケーション」は、患者さんの本音を聞き出すことが目的です。

問診やヒアリングなどで、症状に関する話を中心に患者さんとコミュニケーションを取ってい

る方は多いですが、それだけでは足りません。特に初めて来られる患者さんは、まだ治療院に対して警戒心を持っているためか、本音で話そうとはしていません。その状態で会話をしていても、本当に抱えている悩みやご希望は聞き出せず、意思疎通にズレが生じてしまいます。

ズレを防ぎ、患者さんに対してベストな治療計画を提案するために、患者さんとのコミュニケーションはしっかりと図っていく必要があります。そのコツとしては、関口さんが意識したように、**「患者さんを好きになる」感覚で接していくといいでしょう。**

2の「わかりやすい説明の展開」も、取り入れていただきたいことです。関口さんの成功事例からわかるように、**口頭だけでなく資料も合わせて説明を行うと、リピート率が倍に上がります。**もちろん言葉だけで理解される患者さんもいらっしゃいますが、視覚を通じて理解を深める患者さんも少なくありません。だからこそ、目に見えてわかる資料を用意しておくのはとても良い手段なのです。

3は、1人で治療院を経営されている方には切実なことかもしれません。

1人でいる時間が長いと、自分の考えに固執してしまうことがあります。しかし、同じ考えのままでは行動にも進歩がなく、結果はなかなか変わっていきません。

その点、同じような立場の仲間や指導者との出会いがあると、今までの自分では考えつかないようなアイディアに恵まれることがしばしばあります。その結果として、ワンランク、ツーランク上の考え方を身につけることができ、行動も変わっていきます。

患者さんと良好な信頼関係を築いたうえで、幸せになるお手伝いをするための治療計画をご提案する。そして自分自身も仲間や指導者との出会いを作り、新しいアイディアを積極的に吸収し、行動と結果を変えていく。

関口さんはこうして、患者さんにとってより良い対応ができる治療家となり、経営も安定していったのです。

4 早野式を学んでピンチを乗り越え、月商が120万円に！

川端総子さん（大阪市中央区・光寿治療院）

私は大阪市にて整体院を経営しています。「女性の患者さんにとっての駆け込み寺」のような存在になれたらと思い、女性に特化した施術を行っています。

最初のころは、父と一緒に整体院の仕事をしていました。私がまだ施術や経営の経験が少なかったこともあり、父に経営を任せ、「だんだんと仕事に慣れていこう」と思っていました。しかし、3か月たったところ、父が倒れて入院。右も左もわからないまま経営も施術も、何から何まで自分でやらなければならない状況に追い込まれてしまったのです。

そんな中、早野先生の個別指導塾の案内を受けました。経営の経験はほとんどなかったために不安を感じていましたが、「これで何とか今の状態から抜け出せるなら、やるしかない」と思い、入塾を決めました。

ご指導を受けて最初に実行したことは、院内の模様替えです。患者さんにとって第一印象は大切なポイントになることを考え、親しみやすさと清潔感を意識しました。問診に使うテーブルを丸型に変える、カーテンやベッドのシーツを変える、ポップや患者さんからいただいた感想を貼り出すなど、居心地の良い院内環境を心がけました。

次に取り組んだことは、プリペイドカードの販売です。当院では2万5000円、5万円、7万5000円の3種類のプリペイドカードを用意しています。まとまった金額が得られると売上も上げられると知り、早野先生にご指導を受け、これらの販売に力を入れていきました。

まずは既存患者さんへの販売から始め、初月の売上は29万5000円。前月の月商9万5000円から、3倍以上に増えました。翌月はポスティングを行った結果、新規患者さんのご来院もあり、売上は44万円に。翌々月にはさらに58万円となり、3か月で月商50万円超えを達成できました。

その後も売上は伸び続け、塾に参加してから半年間で月商は102万円に。入塾当初は「月商100万円どころか、50万円でさえハードルが高い」と思っていましたが、さらに上を目指せるという思いも確信できるようになりました。

早野先生の塾に参加していると、それを難しいと感じなくなります。教えていただく内容を、その通りに進めていくだけだからです。むしろ素直にそうすることで、早くスムーズに目標に近づけるようになります。

経営の型と順番を学び、素直に行動に移していく。このような学びの姿勢と素直さがあってこそ、未経験でもピンチの状態にあっても、月商100万円を達成できると実感しました。

早野CHECK

川端さんの成功事例でのポイントは、

1、患者さんが心地よく過ごせるように、院内環境を整えた
2、プリペイドカードを販売し、経営の安定につなげた
3、教わった内容を忠実に守り、経営の型と順番を理解した

の三つです。

1の「院内環境の整備」は、施術と同じように、常に意識するべきことです。

居心地の良い環境は、施術を受ける患者さんに安心感を与えます。清潔感があって親しみやすい雰囲気に整えることはもちろん、患者さんの好意的な声を掲示して目に留めていただくなどの工夫が求められてきます。

2は、川端さんにはプリペイドカードの販売をしていただきました。

プリペイドカードとは回数券のようなもので、複数回の来院を促すための手段です。まとまった金額を設定して患者さんに購入していただき、来院の継続につなげていきます。

プリペイドカードは治療院側にだけメリットがあるように思われがちですが、実は患者さんの

健康促進に貢献できる方法でもあります。慢性的な症状は1回の施術だけで改善しきれないことから、複数回の来院が必要です。患者さんの身体を良くするためにも、ぜひプリペイドカードや回数券の導入をおすすめします。

3は、川端さんが成功された秘訣の一つでもあります。やるべきことを一つずつ丁寧に進めていき、月商9万5000円から102万円の実績を上げる治療家に成長されました。

教えられたことをその通りに実行する、いたって簡単なことのように感じられますが、案外それができていない方が多いようです。どこかで自己流にこだわったり、正しく理解できないままに進めたりなど、ズレが生じたまま行動しているのです。これでは、いくら行動量を増やしても結果を出すことはできません。**行動力に素直さが伴ってこそ、目に見える成果があらわれる**のです。

月商アップは正しい型と順番に合わせて行動することで、実現可能になります。裏技や自己流に頼らずにやるべきことを進めていけば、たとえ今どのような状態にあったとしても、成功への道は拓けていくのです。

3章

確実に
新規集客できる
実行手段

この章からは、より具体的な経営ノウハウに触れていきましょう。早野塾で教える売上アップのための行動指針「55段階式個別指導」のチェックシート（18ページ参照）に連動しています。合わせてご参照ください。

1 立地を選ぶ条件

チェックシート3段目

治療院を開業するときに、まず意識するべきことは立地の選び方です。軽視してしまう方も少なくありませんが、**立地こそ慎重に選ばなければならないものです。**その後の集客活動や経営の状態が大きく左右されるからです。

そこで、立地選びの際に押さえておくべきポイントを説明します。

世帯数とライバルの数をチェックする

まずは「その地域にどのくらい人がいるか？」「その場所は治療院経営に適しているか？」をチェックします。判断基準は、世帯数とライバルの数です。

世帯数とは、地域にどれくらいの世帯が集まっているか、つまり家族の数がどれくらいあるかを示すデータのことです。開業後の集客活動を考えると、世帯数を把握することは非常に重要です。

開業初期の集客活動は、ポスティングがメインになります。ここで地域に十分な世帯数がないということは、チラシを投函できるポストが少ないということであり、ポスティングでの集客がはかどらなくなります。そこで、世帯数が多い地域を選ぶ必要があるのです。

世帯数は、一般的に全国の市町村区のホームページに掲載されています。候補先の地域の世帯数を調べるのに、ぜひ活用しましょう。

世帯数が把握できたら、次は周辺にライバルがいないかを調べます。いくら人口や世帯数が多い地域でも、ライバルの存在があると、集客活動がスムーズに進まなくなるからです。そのため、人口や世帯数で立地を選んだ後には、近くにライバルがいないか、ライバルはどのような治療院を経営しているか、どのように集客活動をしているかなど、細かく調べる必要があります。

患者さんの目線に立ち、通いやすい場所を選ぶ

世帯数やライバルの状態が把握できたら、次は利便性をチェックします。ここでは、「患者さんが通いやすい場所にあるか？」「迷わずに到着できるか？」を考えましょう。

通いやすさというのは、徒歩以外の手段でも患者さんが治療院に来られるかということです。車や自転車で来院される可能性は十分に考えられますし、また治療院が最寄駅から遠い場所にある場合には、これらの手段なしでは通うことが難しくなるでしょう。そこで、駐輪場や駐車場など、車や自転車を停めるスペースが必要になります。自分の治療院の敷地内に用意するか、近隣で借りるという方法があります。

迷わずに到着できるかという点は、ルートがわかりやすいかどうかです。「電話で道案内をするときに、一言で説明できるか？」が目安となります。市役所や郵便局、スーパーや学校など、目印になる建物が近くにあれば、電話だけでも十分に道案内ができます。しかし、住宅地の中や目立つランドマークがない場所では、説明がわかりにくくなってしまいます。

このような通いにくさで患者さんを逃すことを避けるためにも、患者さんの目線に立ち、迷わずに行ける場所を選びましょう。

患者さんにとって通いやすく、しかも迷わない立地を選ぶには、自分にとって身近なお店がどのような場所に立っているのかを参考に考えてみるといいでしょう。

例えばラーメン店。一般的に道路沿いやオフィス街、繁華街、駅から近い場所など、人通りが

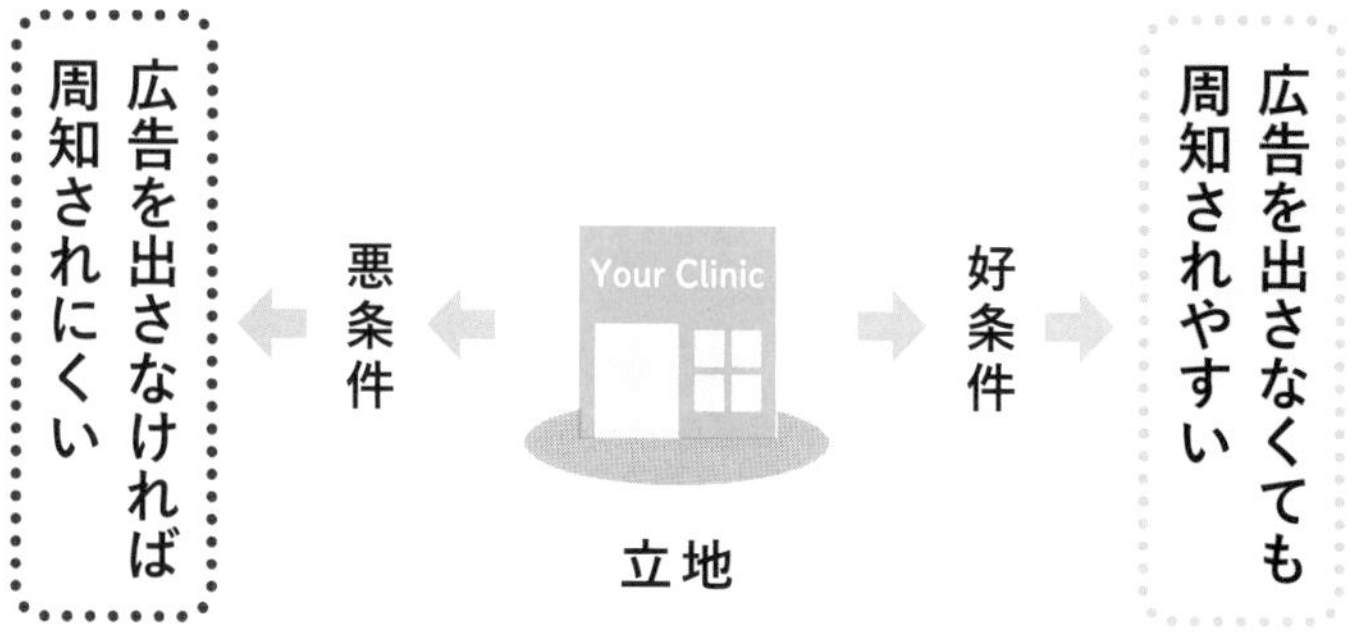

家賃は「広告費」と考える

多い場所にあります。マンションの一室などで営業している店などはありません。ひと気のない場所にある店には近寄りがたいと思ってしまうことも多いです。

治療院もラーメン店と同じように、**立地が悪い場所にあっては、患者さんの来院意欲を失わせてしまいます。**「自宅なら初期費用がかからない」「手軽に開業できる」など、自分の都合にこだわるのではなく、患者さんへの配慮を忘れないようにしましょう。

家賃の高さは広告費だと考える

世帯数が多く、患者さんにとって通いやすい場所で治療院を開業すると、家賃が高くなることがあります。しかし、**「家賃の高さは広告費」だと考えると、得られるもののほうが多くなります。**

家賃が高い場所は、利便性が高い場所です。患者さんにとって通いやすく、新規集客がスムーズに進む場所でもあります。立地の良さが広告手段となり、患者さんを集めやすくなるのです。

反対に「家賃が高い場所は避けたい」「固定費をなるべく抑えたい」と、家賃が安く利便性が低い場所を選んでいると、かえって広告費の負担が多くなります。患者さんに治療院の存在を知ってもらいにくく、広告費をかけなければ集客ができないためです。しかし、利便性の低い場所で広告費をかけても、効果が期待できるとは限りません。結果、開業当初から治療院経営の先行きが危うくなってしまうのです。

ですから家賃が高くても利便性に優れた場所で開業し、広告費を抑えながら集客活動につなげていくことをおすすめします。

目標に合わせて、立地を選んでいく

立地選びで最後に意識するべきなのは、「売上目標に合わせて立地を選ぶこと」です。

例えば月商10万円から15万円の副業程度で構わないのなら、店舗を借りずに自宅で開業しても問題はありません。10万円程度の売上なら十分に到達できるでしょう。しかし、月商80万円や100万円を目指しているなら、差別化をしたり広告費を多くかけたりしない限りは、自宅での開業は難しくなるでしょう。それを避けるには利便性が高い場所に店舗を借り、患者さんが通いやすい場所で開業することが必須条件です。

このように、あなたが今どれくらいの売上を目指すのかによって、立地選びの基準が変わります。

立地選びで失敗すると、ほとんど取り返しがつかない状態になってしまうこともあります。移転するには引っ越し費用や店舗を借りるための手続きが必要で、お金と時間がかかります。最初に家賃を抑えようとした結果、かえって多くのロスを生んでしまうのです。

そのようなリスクや今後の活動を見据えたうえで、慎重に立地を選んでいきましょう。

2 商品値付け

チェックシート4段目

立地が決まったら、次の課題は商品値付け、つまり施術価格の設定です。施術という「商品」の価値を定め、1回あたりの施術の価格を決めていきます。

1回の施術価格で、月商は大きく変わります。そこで今回は、商品値付けをする際の注意点と、理想的な基準値について解説します。

1回の施術価格で、月商の最大値が決まる

1か月の最大売上、月商の最大値は、施術価格と1回分の施術時間、1日の営業時間と施術回数、1か月の営業日数によって明らかにすることができます。

一般的な整体院の例で考えてみましょう。

- 1回60分、5000円の施術を行う
- 午前10時から午後8時まで10時間営業
- 1か月に25日分営業する（日曜日・祝日が休みと仮定）

この場合、1日で10回分の施術ができ、1日で5万円の売上が得られます。25日営業すると、1か月の売上は〈5万円×25日＝125万円〉となります。これが、月商の最大値です。ただし、あくまでも最大値であり、現実的に達成可能な売上とは言えません。予約表が常に埋まりきることは起こり得ないため、実際の売上は最大値より少なくなります。

このように細かく計算していくと、売上の幅が読めてきます。同時に、目標とする売上を得ら

れるかどうかも、見えてくるでしょう。

同時に、最初から施術価格を低く設定すると、月商が低くなることも知っておかなければなりません。予約表がすべて埋まるくらいに集客できたとしても、目標金額の売上には届かないことも起こるからです。

だからこそ、開業時の段階での商品値付けには、極めて慎重になる必要があるのです。

施術価格の決め方には四つの方法がある

商品値付けは開業後の治療院経営を大きく左右するポイントとなりますが、価格の決め方で迷われている方も少なくないでしょう。

そこで今回は、商品値付けにおける四つのやり方を紹介します。

商品値付けのやり方には、

1、自分が欲しい金額をつける
2、周囲に合わせて価格を決める
3、モニターとなる患者さんに聞いて決める
4、損益分岐を考えて決める

の、四つがあります。

1と2は、ほとんどの治療院が選択している考え方でしょう。しかし実はこれは、経営者として理想的とは言えません。

1は、「自分がこれだけ働くのだから、相応の金額が欲しい」という視点から、2は「周辺の治療院や自分の師匠がこれだけの施術料金をもらっているから、それらに合わせる」という視点から、施術価格を決めています。

重視するべき患者さんや治療院経営、売上目標のことを考えず、自分の希望やまわりの基準に合わせるかたちで商品値付けをしているのです。

3は、モニターとなる患者さんを募集して施術を行い、施術価格を決めるやり方です。患者さんのニーズに合わせた価格設定を試みるという点では、1、2よりは適切な決め方とも言えるでしょう。

ただし、この決め方には、モニターの金銭感覚によって価格が変動するというデメリットもあります。所得が多い方なら割高の金額を提示しますし、低い方なら低い価格となります。このようなことが起こると、適正価格が判断しにくくなり、治療院の売上最大値や目標額の設定に狂いが生じてしまいます。そのため、3のやり方で商品値付けをする場合には、モニターの選び方にも気をつけることが重要です。

4は、損益分岐や財務を意識したやり方です。家賃や固定費、経費などを算出した利益を見つつ、施術価格を決めていきます。開業初心者の方にとっては難しい決め方ですが、経営をするためには避けて通れない考え方となるため、理解しておく必要があります。

1分あたりの単価で、150円を切らないこと

これらの商品値付けのなかで、僕が推奨するやり方は**4**です。しかし、難しい用語や解釈の仕方が出てくることから、特に開業初心者の方にとってはハードルが高いやり方のように思われるかもしれません。

そのような方でも適切な商品値付けができるよう、僕が理想と考える基準値をお伝えします。

1分あたりの単価で150円を切らないこと、これを基準にしましょう。

1分あたりの単価とは、施術時間から施術価格を割り出した金額です。40分の施術なら

6000円、60分の施術なら9000円と、1分あたり150円を切らないように価格を決めることをおすすめします。

例えば60分2980円など、格安の整体メニューのような商品値付けをすると、1分あたりの単価が50円を切ります。このような価格設定ではいくら多くの患者さんが来てもあまり利益は残りません。施術から経営まで自分でやらなければならない1人治療院にとっては、経済的にも体力的にも厳しい状態になってしまいます。そのようなことを避けるためにも、商品価格を下げないように気をつけるべきです。

1分あたりの単価が150円以下になると、営業時間や施術回数に見合った売上や収益を得ることは難しくなります。もし現時点でそれ以下の価格設定になっている場合には、値上げの検討をおすすめします。

1分あたりの単価の目安は、目標とする売上によって変わることもあります。月商50万円を目指したいなら、ファーストステップとして1分あたり150円が理想です。月商100万円なら、1分あたり200円、最低でも180円に設定しなければなりません。

商品値付けは治療院の売上や収益を決定づける重要なポイントの一つです。売上目標や基準値を視野に入れながら、あなたの治療院にとってベストな施術価格を設定しましょう。

3 営業・集客活動

チェックシート5段目

立地の決定や内装の準備、商品値付けが完了し、治療院開業の段取りが整ったら、営業・集客活動を始めます。待ちの姿勢では新規集客も売上の獲得も叶いません。自ら営業や集客に向けてどんどん動き出しましょう。

ここでは、集客における三つの基礎から、順番と露出範囲、気をつけるべきポイントについてお伝えしていきます。

基礎1　新規顧客の開拓

集客における基礎の、一つ目は新規開拓、つまり新規顧客の獲得です。新規患者さんを集めるために、営業・集客活動を行います。

営業・集客活動を成功させるには、告知の順番と行動範囲の広げ方を理解する必要があります。**自分の持つ人脈からそれ以外のところ、つまり内から外へと範囲を広げていくことが基本です。**

まずは自分が持っている人脈、家族や友人、知人、元の会社の同僚や上司などに、治療院を開業することを知らせます。近所に住む方に声をかける、町内会などのコミュニティに告知する、という方法も有効です。自分にとって声をかけやすい範囲から、営業・集客活動に取り掛かります。

これによって目標とする売上や収入が得られるのなら、ここに営業・集客活動の範囲を限定しても問題ありませんが、それだけでは目標に届かないケースがほとんどです。そこで、この範囲から外に出た、自分の知らないところで営業・集客活動をしていきます。

これは企業活動でも行われていることです。一般企業には営業マンがいて、飛び込み営業やテレフォンアポインター（テレアポ）、営業メールなどを通じて集客活動をしています。こうした行動がなければ、売上の獲得はおろか、企業の存続すら難しくなってしまうためです。

治療院も一般企業と同様です。新規開拓を考えるのなら、告知活動の範囲を広げていかなければなりません。知らないところ、自分の人脈から外に目を向けて営業・集客活動をしっかりと計画しましょう。

基礎2　広告活動

自分が知らない場所で新規開拓をするには、広告活動が必要です。集客活動における二つ目の基礎として、欠かせないノウハウです。

ここでのポイントは、近所から始めて徐々に範囲を広げることです。

1、近所への挨拶回り
2、自分の足でできる範囲でのポスティング
3、新聞折込や業者を使ったポスティング
4、雑誌・フリーペーパーへの広告掲載
5、ホームページ集客

と、範囲に合わせて手段を決め、順番通りに進めていきます。

1は、治療院の近所の家や店舗、施設などへの挨拶回りです。あなたの治療院のことをまだ知らない人に対して自ら挨拶をして、直接告知します。

名刺やチラシ、パンフレットや割引券、粗品を持ち、「こちらの地域で治療院を開業すること

になりました。何かお役に立てることがありましたら、お気軽にご相談ください。まだこの地域についてはよく知らないので、いろいろと教えてください」などと開業や仕事内容について伝え、治療院の存在を知ってもらいます。

この挨拶回りは、大体50～200軒ほどが妥当です。4～5軒程度で終わらせてしまう方もいますが、それでは圧倒的に数が足りません。**新規開拓には相応の露出量が求められるのです。**そのことを前提に、営業・集客活動に励みましょう。

2のポスティングとは、作ったチラシをその範囲内でのポストに投函し、告知につなげる方法です（127ページ参照）。ここでは、自分の足で動ける範囲が基準です。距離にして500～1200メートル、徒歩で6～15分ほどでしょう。「もっと動ける」という方は、2キロ圏内の距離、徒歩25分程度まで広げても構いません。

3は新聞折込の活用です（131ページ参照）。ポスティングで使用したチラシを新聞販売所に持って行き、折り込みから配布まで任せる方法です。

新聞折込には、1000～1万部以上のチラシを一気に配布できるというメリットがあります。ポスティングではチラシをまいたその日から集客効果を期待できますが、その効果は新聞折込でも同様です。配布したチラシの量が多い分、さらに多くの新規患者獲得にもつながります。ポスティングに限界を感じたら、新聞折込も視野に入れてみてください。

ポスティングと新聞折込による集客効果をさらに高めるには、4の雑誌やフリーペーパーでの告知活動に着手します。**最低でも1万部、地域によっては10万部ほどにまで露出量を増やせるため、ポスティングや新聞折込よりも高い集客効果が期待できる方法**です。

5のホームページ集客は、ホームページを作成し、ＰＰＣ広告（クリックごとに課金される広告）を利用して新規集客の範囲を拡大していく方法です。

インターネット集客のメリットは、距離を限定せずに集客活動ができる点です。ポスティングや新聞折込、雑誌やフリーペーパーなどの紙媒体が近距離限定になることに対し、ホームページなら近距離や中距離、遠距離からの新規患者さんにもアプローチできます。

ただし、ホームページ集客はほかの手段と比べて費用が多くかかるというデメリットもあります。ホームページの作成費用は専門業者に頼むと50万円以上となり、簡単に用意できる金額ではありません。このように集客は遠くまで手をのばそうとするほど1人あたりの広告費が高くなることを想定しなければなりません。現状で十分な予算を用意できないのであれば、機会を改めて考えることをおすすめします。

このような背景を考慮すると、営業・集客活動を進めていくには、現時点での売上や予算、目標の売上額に合わせ、近い場所から告知範囲を広げていくことが原則です。月商10万円程度ならポスティングだけでも十分な新規患者を得られますが、より多くの売上を得るのなら、相応の範囲への告知活動と、そのための手段や予算が必然的に求められます。

営業・集客活動の順番を押さえつつ、現時点での目標や予算に合わせた方法で、スムーズな新規集客につなげていきましょう。

基礎3　広告の質

集客を行ううえでの三つ目の基礎は、広告媒体の質です。チラシもホームページも、内容次第で集客数に大きく差がつきます。

ここでは、「必要な情報が記載されているか？」「見込み患者さんにとって読みやすいか？」ということに気をつける必要があります。

必要な情報とは、キャッチコピーや患者さんの悩みについての問題提起、治療院と施術の特徴、治療家のプロフィール、施術を受けた患者さんからの感想などです。施術料金、地図や電話番号などの情報も記載します。「患者さんの症状を先生がどのように解決するか？」の説明があり、体験者からの声でその効果の裏付けがなされたうえで所在地や連絡先が明記されている。それでこそ患者さんの来院意欲が高まるのです。

読みやすさとは、患者さんが不快感を覚えずに読み進められるかどうかです。チラシなら、文字の種類を統一し、文字の色も黒と赤、増やすとしても青のみにとどめる。仕上がりとしてはシンプルになりますが、内容が患者さんに伝わりやすくなります。

これらは営業・集客活動の効果を出すための基本的なポイントですが、正しく理解できていない治療家が多いです。チラシにキャッチコピーや施術の特徴が書かれておらず、治療院の屋号や施術メニューだけがでかでかと載せられている。反対に十分な情報があっても、文字の色が5色以上も使われ、さらには装飾文字が多用されていて、肝心の文章が読みづらい。ホームページでも同様に、デザインやレイアウトが整っていなかったり、伝えるべき情報が抜けていることもあります。

情報が不十分で読みにくいチラシでは、患者さんの心に訴えかけることができません。完成度の低いホームページは、一度閲覧されてもすぐに画面を閉じられてしまうでしょう。かけたお金と時間を無駄にしないためにも、広告媒体の質にも十分すぎるほどに気を配らなければならないのです。

広告における正しい順番の範囲と広げ方を知り、行動量を増やし、質にも妥協しない。この三つの基礎が揃ってこそ、営業・集客活動の効果が最大限に発揮されます。

4 プロモーション活動

チェックシート6段目

開業時に多くの患者さんを集められるかどうかは、その後の売上に大きく関わります。そこで、順調なスタートダッシュが切れるよう、プロモーション活動に着手します。

プロモーション活動は、治療院のビジネスモデルを理解し、形成するためにも役立つ方法です。

プロモーションの目的は、一度に多くの新規患者を集めること

ここでいうプロモーションとは、オープニングキャンペーンのことです。「初回限定価格」をうたい、商品・サービスの価格を低く設定し、期間を決めてキャンペーンを行います。

これは治療院だけでなく、ほかの業態のお店でも使われている方法です。再びラーメン店の例で言うと、開店時に、800円のラーメンを「オープン3日間に限り100円」と、格安で提供していることがあります。

これを治療院で行う場合、施術価格が5000円のところを、1000円に下げるなどが妥当です。そして、キャンペーン期間を設定し、プロモーションのチラシを用意し、配布枚数と地域を決めたうえで、ポスティングや新聞折込などで見込み患者さんに告知します。

このようなプロモーションの目的は、施術価格を下げ、新規患者さんを一度にたくさん呼び込むことです。**なるべく多くの見込み患者さんを集めやすい状態を作り出す**のです。

例えば、5000円の施術価格を4000円に設定するとしましょう。通常時のキャンペーンでなら有効な価格設定ですが、オープニングイベントでは「少し安いくらい」の印象となり、期待するほどの集客にはなりません。一方、1000円の施術価格では通常価格よりもはるかに低い金額であるため、多くの患者さんの関心を惹けるようになります。

また、これほど大胆な価格設定は、開業時だからこそできることでもあります。特に大きな事情もなく、5000円の商品が1000円に値下げされていたら、相手に不自然に思われるからです。しかし、開業時は価格が下がっても抵抗感なく受け入れられることから、見込み患者さんや近隣に住む人からの注目を得られます。

治療院ビジネスも一般的なビジネスも、新規のお客さんをたくさん集めるのは決して容易なことではありません。どんなときでも自ら営業に出る前向きな姿勢とアグレッシブなマインドを持ち、新規顧客と売上を獲得していかなければならないのです。

だからこそ、開業時のプロモーションはとても大切なポイントです。開業時ならではのメリットを存分に活かし、最初の段階から集客で失敗することがないよう、事前準備を万全にしておきましょう。

「損して得取れ」のビジネスモデルを理解する

「5000円の施術価格を1000円にまで下げましょう」とお伝えすると、「そんなに低い金額にはできない」「4000円ではいけないのか」と言われる方もいます。確かに、価格を大幅に下げてしまうと、多くの新規患者さんを集められても損をするように思えるかもしれません。チラシや新聞折込にかけた広告費を合わせると、さらなるマイナスが出ると懸念されることもあるでしょう。

しかし、その後に売上を得られる手段を取っていれば、施術価格を下げても十分な収益があります。

開業時のプロモーションでは、来院された方に回数券の販売も行います。例えば5回分の施術で2万5000円分の回数券を新規患者さんに提案するとします。患者さんが複数回通院する理由とその日の施術に納得いただければ、回数券の購入につながります。これにより、プロモーションでの施術価格を1000円に下げたとしても、まとまった利益がしっかりと作れるのです。

この手法は、ダイレクトレスポンスマーケティングの考え方に基づくものです。

ダイレクトレスポンスマーケティングでは、**商品の購入・成約につなげるため、「集客を目的とする商品」「利益獲得を目的とする商品」の2種類を用意します。前者を「フロンドエンド」、後者を「バックエンド」として、二つのステップに分けて商品を販売**します。

フロントエンドとは、集客や見込み顧客からの反応を取ることを目的とする商品です。利益を出すことに重きを置かず、できるだけ多くの顧客を集めるための商品です。対してバックエンドは、フロントエンドで得られた顧客から収益をもたらす、高額な商品を販売します。この二つのステップをとることで、新規顧客を多く集められたうえ、確実に利益を得られるのです。

開業時のプロモーションでも、同じことが言えます。**1000円の施術がフロントエンドなら、2万5000円の回数券はバックエンド**です。

このビジネスモデルは、施術価格を1000円に抑えるからこそ、最大限の効果を発揮します。ここで、1000円と4000円でオープニングイベントを開催したケースで考えてみましょう。

1、施術価格が1000円のオープニングイベント

- 30人が来院
- 1人あたり3000円の広告費
- 2万5000円の回数券を、30人中10人に販売

施術価格を1000円に設定し、オープニングイベントを開催したとします。施術価格が低めになっているために多くの見込み患者さんを獲得できました。30人の新規患者さんが施術を受けると、得られる売上は3万円です。広告費が9万円なら、6万円のマイナスが出ます。しかし、2万5000円の回数券を10人が購入すると、施術価格を合わせての売上は28万円です。広告費を引いたとしても、19万円の利益が残ります。

2、施術価格が4000円のオープニングイベント

- 9人が来院
- 1人あたり3000円の広告費
- 9人中3人が回数券を購入

施術価格を4000円に抑えた結果、1000円のときほど多くの見込み患者さんは来院しませんでした。しかし、9人の患者さんに対して4000円の施術価格なら、3万6000円の売上が得られます。2万7000円の広告費を差し引くと、9000円の利益が出ます。

ここで回数券を9人のうち3人に販売したとしましょう。2万5000円の回数券を3人に売ると、売上は7万5000円、施術価格から広告費を引いた利益の9000円を足すと、トータルでは8万4000円です。

施術価格に注目するなら、**2**のケースの方が多くの利益を得られるように感じられるでしょう。しかし最終的な利益を見ると、施術価格を高く設定したにもかかわらず、**1**のケースの半分以下しか利益を出せていないことがわかります。

このように、**低い価格設定で損をしたように思えても、大局的に見れば大きな得につながることがしばしばあります。**つまり「損して得取れ」というやり方です。治療院だけでなくさまざまなビジネスに通用する考え方でもあります。損をしたくない一心で目先の利益に走ると、結果的に得られるものが少なくなるというリスクも出てくるのです。

一時的に損をしても、大局的に利益を得る、この考え方は、長期的な経営でも不可欠な視点です。例えば、今後ホームページの作成やＰＰＣ広告などが必要になるとき、数十万円単位での費用がかかります。金額の多さに尻込みしてしまうかもしれませんが、ホームページや広告を適切に使用できていれば、費やした金額以上の売上が得られます。反対に、「広告に数十万円も出したくない」というマインドを持ち続けていては、思い切った対策を進められず、集客活動も売上も現状維持にとどまるでしょう。

必要な場面で相応の経費をかけられるよう、プロモーションの段階から商品の売り方やお金の使い方を学ぶ必要があると言えます。

5 まずはポスティングで新規集客

チェックシート8段目

新規集客の方法として、僕がまずおすすめするものはポスティングです。集客活動を検討している方にはポスティングから始めるようにお伝えしています。

ポスティングなら、低予算で新規集客ができる

ポスティングに対し、「チラシを人の家のポストに入れるのは気が引ける」「チラシをまくために近隣を歩き回るのが面倒くさい」と躊躇される方も少なくありませんが、集客活動を始めるなら、必ず取り組むべき手段です。実際に、経営にもたらすメリットが多いからです。

ポスティングにはさまざまメリットがありますが、なかでも注目すべきは、「予算が少なくても試せる」「即効性を期待できる」点です。

ポスティング用のチラシは自分で作れますし、印刷コストも3000枚で8000〜1万円程度で済みます。広告費が1か月に数万〜数十万円かかることを考えると、ポスティングの手軽さがおわかりいただけると思います。

効果が出るまでのスピードが早いことも、ポスティングのメリットです。チラシをまいたその日から数日間で、患者さんから予約の電話がかかってくるケースも多いです。
そのほかにも、「空いた時間にできる」「近所に限定できる」「来院率や費用対効果など、数字での効果測定がしやすい」といった、多くのメリットがあります。お金をかけずに集客活動を成功させるためにも、集客の基本を学ぶためにも、これから新規集客を行う方はぜひポスティングを行いましょう。

チラシ1000枚につき、1人集客が基準

ポスティングは集客活動の最初のステップとして大いに役立ちますが、失敗してしまう方も多いようです。僕の個別指導塾でも、「ポスティングをやってみたけれど、患者さんが来なかった」と言われる治療家の方がよくいらっしゃいます。しかし、そのような方に限って、行動量・配布量がまったく足りていません。

ポスティングによる効果のあらわれ方には、「1000枚のチラシをまいて、1人の患者さんが来る」という基準値があります。都市部では1000〜1500枚で1人から2人、田舎ではライバルがいないのなら500枚で1人、1000枚で2人から3人。地域によって差が出るこ

ともありますが、これが大体の目安です。さらに多くの患者さんを獲得するには、都市部では5000〜8000枚、田舎では2000〜3000枚、地方都市では4000〜6000枚のポスティングが必要です。

「ポスティングで集客ができなかった」と言われる方は、ほとんどのケースで十分な量のポスティングをしていません。200〜300枚、多くても500枚程度で終わらせてしまうのです。しかし、それでは基準値さえ満たしておらず、集客効果が出るはずはありません。

広告費や予算を十分に用意できないのなら、時間と労力を惜しまずに行動しなければなりません。「1000枚のチラシで1人の集客」という基準値を押さえ、地道で確実にポスティングを進めていきましょう。

1日1時間、毎日ポスティングを続ける

ポスティングの効果を得るには数千枚単位の露出量が必要ですが、それだけ大量のチラシをまくことに抵抗感を覚える方もいるかもしれません。途中で挫折してしまわないためにも、毎日のタスクとして管理し、継続するといいでしょう。

例えば、出勤前や出勤後、または休み時間を利用して、「1日1〜2時間」と決めて運動や散

歩をする感覚で取り組んでみるのもいいでしょう。
毎日300枚のチラシをまいたなら、1か月続けると9000枚になります。1000人につき1人の基準値を考えると、9人ほどの新規獲得につながります。慣れたならチラシの枚数や配布時間を増やしていくと、さらに多くの新規患者さんを獲得できるようにもなるでしょう。

ここでのポイントは、一度に大量のポスティングをするのではなく、できる範囲で毎日続けるということです。「1日で4〜5時間以上」「数日間でチラシを配りきろう」と頑張りすぎると、やがて体力的な限界がやってきます。1日に100枚や150枚、余裕が出てきたら2時間で300枚など、毎日のタスクとして細分化し、長期的に続けられるようにするほうが賢明です。続けていくうちに小さな数が大きな数となり、確かな効果を感じられるようになります。

ポスティングはほとんど自力で行う集客活動で、最初のうちは慣れないことが多いかもしれません。しかし、必要な露出量や効果のあらわれ方などを学ぶこともでき、集客の仕組みを理解できるようにもなります。
ポスティングを地道に続けていくことで、新規集客の効果を実感できるのはもちろん、それ以上のメリットや学びも得られるようにもなります。

6 ポスティングに合わせて新聞折込を併用

チェックシート20段目

ポスティングで新規集客の効果が得られ、予約表が埋まってくると、大体のケースで月商が30万円を超えます。この段階になったら、次のステップとして、新聞折込の併用を考えます。

新聞折込にはポスティングとは異なるメリットがあり、またポスティング以上の効果を得られることがあります。しかし、事前知識がないままに着手すると、結果的に損をしてしまうリスクも高くなります。思わぬ失敗を犯さないよう、ここで確認しておきましょう。

新聞折込では、一度に大量の集客活動ができる

新聞折込を利用する場合、配布を予定している地域の新聞販売所に依頼すると、折り込みから配達まで業者が請け負ってくれます。ポスティングと違って配布コストやサイズによっては折り込み代がかかりますが、さらに多くの新規集客を目指すなら、新聞折込は大いに活用するべき手段です。

新聞折込の最大のメリットは、一度に大量のチラシを配布できるという点です。

5000枚や1万枚など、自力でのポスティングでは数十日かかる枚数の配布が、たった1日で完了します。ポスティングと同じように即効性も高く、配布した日から2、3日程度で新規患者さんを集められます。

集客活動の地域を広げられることも、新聞折込から得られる大きなメリットです。

1万~1万5000枚の基準値に達するには、現在ポスティングをしている場所より広範囲な地域への配布が必要になり、ポスティングだけでは限界があります。そこで新聞折込を取り入れることで、自力で難しい部分の集客活動を補えます。

新聞販売所によっては許可されない表現も

ポスティングにはないメリットがある新聞折込には注意点があります。**同じ内容のチラシでも、新聞販売所によって配布してもらえないことがある**、というものです。

通常、新聞折込のチラシは、新聞販売所で広告審査が行われます。専門部署でチラシの内容が確認され、審査基準に満たしていれば新聞折込の手続きが進められる、というものが一般的なルールです。審査基準に達していなければ、断られたり、修正を指示されるなどの問題が生じます。

厄介なことに、この広告審査の基準は統一されたルールがありません。同じチラシでも、許可してくれる販売所と断られる販売所が出てくるのです。実際に僕の個別指導塾の塾生からも、「販売所によって、新聞折込の審査基準が違っていた」との報告を受けています。

このようなことが起こると、チラシの印刷代金を無駄にしてしまいます。チラシは他の集客活動よりもコストが低いとしても、経費の無駄遣いは避けるべきです。このようなリスクを未然に防ぐためにも、事前確認を忘れずに行いましょう。

事前に責任者に確認し、経費の無駄を防ぐ

事前確認とは、新聞折込用のチラシを印刷する前に、販売所の責任者である所長に内容を確認してもらうことです。そこで許可が出たのなら、必要な枚数を印刷し、新聞折込を依頼します。新聞販売所には2回足を運ぶことになりますが、これらの段取りを踏むことで、経費の無駄や機会損失を防げるようになります。

こうした広告審査の基準は新聞広告だけでなく、PPC広告や看板などにもあります。掲載先が掲げる基準を満たしていないために、せっかくの手段が使えずに終わることも起こりうるので

す。

他者の力を使った集客活動では、自力での集客活動よりも大きな成果を得られますが、同時に相手側の都合への配慮が求められます。集客活動をステップアップさせるために必要な視点だと捉え、心構えをしておいてください。

7 新規集客は回数券の成約率がカギ

新規集客は、安定経営のために常に必要不可欠なポイントです。そして、新規集客で確実に売上と利益を得ることも、同時に考えなければなりません。そこで、集客数と成約率について考えていきます。

このステップでは、目標とする集客数に対して回数券がどれくらい売れるかについて注目します。

回数券の販売で、治療院経営が安定する

回数券は、患者さんに数回分の施術代金をまとめて支払っていただくためのツールです。割引価格で販売することもあります。例えば5000円で6回分の施術なら合計で3万円の施術料金

となりますが、回数券で10パーセント割引となると、トータルの金額は2万7000円です。継続通院を前提に、患者さんに回数券を購入していただくことになります。

都度払いのほうが多くの売上を得られるため、回数券の必要性を感じない方もいるかもしれません。しかし、**経営を安定させていくには、「まとまった売上を得られる」「患者さんの離脱を防げる」というメリットのある回数券販売は、絶対に必要な手段です。**

経営をするうえで、資金繰りは非常に重要な課題です。広告や集客に着手しようとしても、手元に資金がなければ実行に移せません。そのため、資金が十分にある状態を常に保っていなければならないのです。

ここで患者さんから回数券が購入されると、2万7000円分の売上がすぐに手に入ります。購入数が多くなるほど、金額もそれだけ増えていきます。そこで得られた金額を次の集客活動に使えることから、ビジネスにおいてスピーディーに行動できるようにもなるでしょう。

都度払いでは割引価格の回数券よりも高い金額を受け取れますが、全額を得られるまでには時間がかかります。すべての施術が終わるまで待たなければ手元に多くのお金が入ってくることはありません。患者さんからのキャンセルや予約日の変更があることを考えると、ことさら時間が長くかかります。最終的に得られる金額が多くても、売上につながるタイミングは大きく先送りされてしまいます。

経営をスムーズに進めるには、スピードが非常に重要です。トータルの売上が多少減少したとしても、都度払いより回数券による売上を優先するほうが理にかなっています。

患者さんの離脱を防ぐためにも、回数券は有効な手段です。治療院ビジネスは患者さんに継続して通っていただくことが前提となりますが、患者さんが離脱してしまうケースも多いものです。

人間は基本的に目の前の欲望に動かされて生きています。今しなければならないことがあったとしても、楽しいことがあればそちらを優先します。

これは治療院に通っている患者さんでも同じことです。本来なら施術の予約を入れていた日に、友達からお茶や食事に誘われたり、街で魅力的なバーゲンセールが開催されたりしていたら、楽しいほうを選ぶこともあるでしょう。そうするうちに治療院に通う意欲を失い、フェードアウトする形で離脱してしまうのです。

このような離脱が重なって起こると、売上に打撃を受ける結果となります。新しい患者さんを獲得するのにもお金や労力がかかることを考えると、失うものは大きいことがわかるでしょう。

このように、回数券によるメリットは決して無視できないものです。治療家の仕事をすることに加え、経営者として治療院を今後続けていくためにも、回数券のメリットをしっかりと理解しましょう。

回数券の売上を確実に得るには、成約率に注目する

回数券による売上を多く獲得するには、「どれくらいの新規患者さんに提案し、どれくらいの数で購入されたか?」に注視します。僕の個別指導塾はこれを「成約率」としています。

成約率によって、回数券の売上は大きく変わります。ここでは、10人中1人に購入されたケースと、5人中4人に購入されたケースで比較します。

1、10人中1人に購入されたケース

● 初回価格3000円
● 2万5000円の回数券を、1人が購入

この例で考えるなら、施術価格は10人分で3万円です。回数券は1人にしか購入されなかったため、合計の売上は5万5000円になりました。

2、5人中4人に購入されたケース

- 初回価格3000円
- 2万5000円の回数券を、4人が購入

5人分の施術価格は1万5000円で、10人の新規患者さんを獲得したときの半額です。しかし、回数券を4人が購入したことで、合計で11万5000円の売上を得られました。

新規患者さんの数と施術料金だけを見ると、10人獲得したときのほうが多いです。ところが、回数券による売上を加算すると、5人獲得したときのほうが全体的な売上は倍以上に増えます。

このように、新規患者さんを多く集めても回数券が購入されなければ、全体的な売上は少なくなります。逆を言えば、新規患者さんが少なくても回数券が多く購入されると、まとまった売上が積み上がっていくのです。

集客数を意識する際には、新規患者さんを多く集めればいいというわけではなく、「その後、いかにして多くの売上につなげられるか?」も重視しなければなりません。新規患者さんを獲得することの難しさを考えると、成約率を上げておく必要があります。

治療院経営を長期的に安定させるには、新規集客に合わせてその先の売上や利益に目を向けることもとても大切なポイントです。そのためには、回数券の販売や成約率の向上への意識が必須条件となってきます。

4章

バックエンド（利益商品）の強化でリピート対策を

1 治療院経営の安定化はリピートで決まる

ここからは、バックエンドの強化として、リピート対策についてお話ししていきます。いかにして既存患者さんを維持し、継続的に通っていただくかが重要なポイントになります。

小規模治療院は、少ない患者数から多くの売上を得るのが基本

小規模の治療院や1人治療院の経営には、新規患者さんだけでなく既存患者さんの維持が必要です。そのためには、一般的に言われている繁盛治療院のイメージを捉え直さなくてはいけません。

多くの治療家の方々は、繁盛治療院とは「常にたくさんの患者さんが来院されて、予約表が埋まっている」状態だとイメージしています。「売上を上げるには患者さんを集め、とにかくカルテ枚数を増やすべきだ」と、聞いたことがある方も多いのではないでしょうか。しかし、予算と時間、人員を十分に用意できる大手グループ治療院ならともかく、小規模治療院ではこのような経営スタイルは適していません。

新規患者さんを得るには、当然のことながら時間や広告費がかかります。また、初回は割引価格を適用するなら通常の施術価格よりも低く抑えなければならなくなり、新規客の比率があがるほど全体的な売上にも影響があらわれるでしょう。

このようなことを繰り返していては、治療院経営は苦しくなる一方です。1人治療院のような小規模治療院は予算と時間が限られているため、このような大手グループ治療院の経営スタイルからは離れるべきだと僕は考えています。

そして**少ない人数の患者さんに、かかりつけの治療院として長く通っていただき、1人当たりからの売上を増やすスタイルを目指すことが最適**だと思うわけです。

患者さん任せにしていては、リピートは取れない

このような背景から、僕は**治療院経営にはリピート対策が必須条件**だと常にお伝えしています。けれど、リピート対策がうまくいっていない治療院が多いことも事実です。その場合、きちんとしたリピート対策ができていないおそれがあります。

新規患者さんのリピートが取れない原因は、ほとんどのケースが治療院側からの説明不足です。治療の価値や複数回通う必要性が患者さんに伝わっていないため、患者さんとしてもリピートする必要性を感じられないのです。

患者さんには治療家の先生と違って、身体や症状の知識はありません。つまり、自分の身体がどのような状態にあり、改善させるにはどれくらいの回数と期間での施術が必要なのかも、まったく知りません。結果、一度施術を受けても「もう良くなった。痛みを感じたら、また施術を受けに来ればいい」と、治療についてあいまいなイメージを抱いたままで帰ってしまいます。このような状態では、リピートが期待できないのはもちろん、患者さんへの施術も中途半端なままで終わるでしょう。

確実なリピートにつなげるには、患者さん任せの待ちの姿勢ではなく、治療院側から説明しなければいけません。患者さんの身体の状態、症状が改善されるまでにかかる期間、複数回の来院と施術が必須条件になることを、伝える必要があります。

2 コミュニケーション力は絶対不可欠

チェックシート7段目

患者さんに複数回通っていただくには、信頼関係を構築する必要があります。そして、それを可能にするには、コミュニケーションが不可欠です。

とはいえ、コミュニケーションが苦手でなかなか克服できていない治療家の方も多いことでしょう。まずはコミュニケーションを理解する最初の段階について学びましょう。

コミュニケーションは、治療院ビジネスの土台

僕は常に、治療院ビジネスにおけるコミュニケーションの重要性を説いていますが、多くのケースでコミュニケーションが軽視されているように感じます。「施術の腕で患者さんの身体を良くすればいいのだから、コミュニケーションは必要ない」と思われる方も少なくないほどです。しかし、これまで数百例もの治療院のコンサルティングをした経験から言わせていただくのなら、**治療院ビジネスにはコミュニケーション力が必要不可欠**です。その理由は、治療院ビジネスの本質にあります。

治療院ビジネスは対人ビジネスです。いくら施術が商品だといっても、施術をする治療家も、施術を受けに来られる患者さんも人です。

対人ビジネスは、お互いの信頼関係が構築されていてこそスムーズに進みます。ものを売る側に対して信頼感や好意があってはじめて、買う側としても「買いたい」という気持ちが生まれるのです。

もしも信頼関係が築かれていなければ、対人ビジネスはうまくいきません。たとえ商品が良

かったとしても、売る側の人間性に問題があったとしたら、買う側の購入意欲が失せてしまうためです。信頼できない相手や生理的に受け付けない相手に、「お金を払いたい」とはとても思えないのです。万が一、商品を買ってもらえたとしても、次の購入につながることはほとんど期待できないでしょう。

ですから対人ビジネスは商品の良さだけでなく、売る側と買う側の信頼関係の構築が欠かせません。**信頼関係ができていてこそ、買う側も「この人になら安心して任せられる。お金を出せる」と思えるようになります。**そのためにも、コミュニケーションを通じて信頼関係を築き上げ、お互いの距離感を縮めていく必要があります。

特に初めて来られる患者さんは、先生や施術、治療計画などに不安を抱えている方が多いです。なかには緊張されている方もいるでしょう。

患者さんの不安や緊張を解きほぐし、安心して施術を受けていただくためにも、コミュニケーションは大切にすべきなのです。

コミュニケーションができていないと患者さんが離れていく

実際に新規患者さんの対応をしていると、コミュニケーション不足がいかに患者さんの心に影響を与えるかがわかります。**コミュニケーションをはかれていない治療院では、患者さんを継続的に維持することができないのです。**

治療家の方々もご存じのことと思いますが、新規患者さんにありがちなのは、他の治療院の既存患者さんで何度か同じ治療院に通っていながら、通う気がなくなったというパターンです。それでほかの治療院を探し、あなたの治療院に来た、こういう経緯を聞いたこともあるのではないでしょうか。その理由に、「施術は良かったけれど、治療家の先生との相性が合わなかった」と答えられるケースを、僕自身もよく聞きます。つまり、コミュニケーションがきちんととれていなかったために肝心の施術が功をなさず、患者さんが離れてしまったのです。

このような状態で新規患者さんを集めてもリピートにつながらず、いずれは新規集客にさえ困ることになるでしょう。

だからこそ、コミュニケーションにも力を入れ、患者さんが快適な時間を過ごせるように関係を築く必要があります。

コミュニケーションの苦手意識は簡単に克服できる

コミュニケーションが大切だと理解できていても、苦手意識を持っている方もいらっしゃいます。「人見知りをしてしまう」「何を話したらいいのかわからない」「会話が止まると気まずく感

うなずき

会話の合いの手

「ええ」

「はい、はい」

「そうなんですか」

「ええ！　知りませんでした」

オウム返し

言葉を反復する

「首に痛みがあるんですね」

「お仕事で無理をされたんですね」

「眠れなかったんですか」

コミュニケーションはハウツウで身につく

じる」などの悩みが先に立ち、何から手をつけたらいいかわからなくなっています。

しかし、苦手意識を克服するのに、難しく考える必要はありません。学べば誰でもできるようになるものだからです。**「うなずき」「オウム返し」などのテクニックを押さえていれば、初めての方とでも落ち着いて話せるようになります。**

会話の途中に入れるうなずきは、コミュニケーションの流れを良くしてくれます。患者さんの話を聞きながら、「ええ」「はい、はい」とうなずいたり、合いの手を入れます。時には「えっ！」と驚いてみせるなど少し大げさなリアクションをすることで、患者さんとの会話が弾み、お互いの距離感が縮まっていきます。

オウム返しとは、いわゆる反復のことです。簡単なテクニックではありますが、会話をスムーズに進行させるには大いに役立ってくれます。

例えば、患者さんが「寝違えたみたいで、首筋から肩が痛いんです」と話すとしましょう。それに対して、「ああ、○○さんは朝起きたら寝違えてしまったんですね。それで今、首筋から肩が痛いんですね」と、患者さんが言ったことをそのまま返します。

施術中に治療以外のことで患者さんと話をするときにも、このオウム返しを活用できます。患者さんに「夫が夜の1時に帰ってきて、それから夫婦喧嘩をしてしまって、大変でした」と言われたのなら、先生は「えっ、旦那さんが夜1時に帰ってきたんですか？ それで喧嘩をしてしまったんですね。大変でしたね」と返します。

一見同じことを言っただけのように思われますが、この流れで話は滞ることなく進みます。オウム返しをされると相手は自分の話を聞いてもらえていると感じ、安心感を覚えます。

こうしたやりとりに慣れてきたら、こちらから質問をして話を掘り下げてみたり共通点を探したりして、さらに会話を深めてみましょう。だんだんと会話が続くようになり、先生と患者さんとの緊張感が解消されていきます。

コミュニケーションは治療院ビジネスの土台であり、身につけなければならないものです。また、コツさえつかんでおけば、どんなにコミュニケーションが苦手な方でも克服できるものでもあります。うなずきやオウム返しなどの簡単なテクニックで場数を踏みながら苦手意識を克服し、患者さんに信頼される治療家を目指しましょう。

3 2万～2万5000円の回数券を作る

チェックシート9段目

患者さんに確実にリピートしていただくには、回数券の販売が役立ちます。134ページでも触れた回数券ですが、重要なバックエンドとして、改めてその構造や売り方を具体的に説明します。

複数回の来院を決定づけるために、回数券を販売する

複数回の施術料金をセットにした回数券は、一般的には6回分の施術料金で販売し、患者さんにまとめて購入していただくかたちが多いものです。

回数券を販売する場合、1回分の施術代金を割引するケースが一般的です。

例えば5000円分の施術を6回分で販売するなら、合計金額は3万円です。それを回数券で販売する場合、例えば1回分5000円を値引き、2万5000円で販売します。患者さんに

とっては金銭的なハードルが下がり、購入意欲が高められます。

回数券を販売する目的は、患者さんのリピートを決定づけることです。治療院ビジネスを安定させるには、患者さんの継続来院が必須条件ですが、都度払いでは不安定感があります。途中で患者さんの来院意欲が低くなると、離脱につながるためです。

離脱や治療計画の遅れを防ぐには、回数券の購入が最も効果があります。

回数券は、患者さんの負担軽減にも役立つ

なかには回数券の販売に抵抗感を抱かれる先生方もいらっしゃいます。「1度に高い金額を支払ってもらうのは、患者さんに申し訳ない」と、罪悪感にかられてしまうのです。

けれど、1、2回の施術で完全になることはまずありません。患者さんは治療院に来られるとき、多くのケースで肩こりや腰痛、頭痛など、慢性的な症状に悩んでいます。そこで、治療院で施術を受けて改善を目指していきますが、1回の施術ですべての症状を解消するのには無理があります。一度症状が軽くなったとしても、その後の過ごし方や生活習慣、身体の使い方などが原因で再発することも考えられます。

それを防ぐために、複数回の来院で症状と丁寧に向き合い、辛い症状を確実に取り除いていく。

これによって症状が根本から改善され、患者さんは痛みや不快感に煩わされることなく日常生活を送れるようになります。このような状態は患者さんにとっても治療家にとっても理想的なゴールと言えるでしょう。それをかなえる手段が回数券なのです。

患者さんの症状が重ければ重いほど、また悩んでいた時期が長いほど、複数回の来院と施術が絶対に必要です。そう考えると、回数券とは、患者さんの悩みをすべて解消するためにあるものだと言えます。

なかには「都度払いで施術料金を支払っていただく方が、患者さんのストレスを減らせる」と考える方もいらっしゃいますが、実際には都度払いのほうが患者さんへの負担が大きいのです。都度払いでは、患者さんは来院するたびに施術料金を支払わなくてはいけません。手元に十分にお金があるのなら問題ありませんが、なければどこかで用意しなければなりません。患者さんは、それを面倒に感じることもあるでしょう。

回数券を購入していれば、財布のなかにお金がなくても心配せずに施術を受けられます。来院頻度が落ちることもなく、治療計画の遅れや患者さんの離脱も防げるようになります。

割引購入というメリットだけでなく、こうした安心感をもたらすことができるのが回数券なのです。

回数券の購入は、あくまでも患者さんの意思に委ねる

とはいえ、回数券の提案には、注意すべきこともあります。**購入するかしないかは、患者さんの意思を尊重する、**ということです。

多くの場合、患者さんに回数券を販売するとき、ほぼ押し売りのような形で提案してしまいます。「都度払いなら3万円のところを、回数券では2万5000円で購入できます。絶対にお得なので、回数券を買ったほうがいいですよ」と、患者さんの意見を聞かずに話を進めてしまう。そのような提案の仕方では、不信感を抱かれてしまいます。

提案の際は回数券のメリットをしっかりと伝えたうえで、最終的な判断は患者さんに委ねるべきです。患者さんが望まなければ、それ以上は提案を続けない。都度払いを希望されるのなら、そのように通っていただく。あくまでも結論は患者さんの意思を最優先するのです。

4 回数券の提案には順序がある

チェックシート10段目

回数券の販売を決めたなら、次はその提案の仕方です。

ここで気をつけるべきポイントは、提案の仕方によって成約率に違いが出てきてしまうということです。そのため、患者さんに快く回数券を購入していただけるよう、適切な提案の方法を学ぶ必要があります。

回数券を売るための正しい順番と伝え方を確認し、確実なリピートに役立てましょう。

患者さんとのラポール（信頼関係）を築いてから、回数券を提案する

僕も個別指導塾の塾生や治療家の方々に、回数券の販売や提案をおすすめしていますが、なかには「提案しても購入してもらえなかった」と言われる方がいます。一方、提案した患者さんのほとんどに回数券が購入されている方も多くいらっしゃいます。

この違いは、回数券を売る際の段取り、販売の順番を理解しているかどうかで出てくるものです。

販売の順番とは、セールスの順番から学ぶことができます。

セールスは、「ラポール、ヒアリング、プレゼンテーション、クロージング」の、四つのステップで進められます。

一つ目のラポールとは、ものを売る側と買う側の信頼関係の構築です。お互いのことをよく知り、距離感を縮め、親近感を高めていきます。

ヒアリングとは、相手の悩みを聞き出すことです。相手が何を困っているか、何を求めているかを、会話をしながら把握していきます。

プレゼンテーションとは、商品説明のことです。相手の悩みを知ったうえで、売り側の商品がどのようなメリットをもたらすのかを説明します。その後、相手の意思を確認するクロージングをしてセールスを完了させます。

これら四つのプロセスはどれも大切ですが、もっとも力を入れるべきものは最初のラポールです。回数券の販売を得意としている治療家の方は、提案するときには必ずラポールを意識しています。

ラポールが成立していると、患者さんの悩みを正しく聞き出すことができ、抵抗感や不信感を持たれることなく回数券のメリットを伝えることができます。結果、患者さんも「この先生なら、継続して施術を受けたい」と納得して回数券を購入されるのです。

しかし、ラポールができていないままに回数券を提案すると、患者さんの拒否反応が強くなります。「この先生が信頼できる人なのか、わからない。押し売りされたら嫌だな」と感じられてしまうのです。この状態では、たとえヒアリングをしても患者さんは本音を隠すようになり、その後のプレゼンテーションとクロージングにも悪影響が及びます。ラポールを軽視すると、提案は途端にうまくいかなくなります。

まずは患者さんとのラポールが特に大事だということを理解しておきましょう。ヒアリングに行くまでに、患者さんとの距離感が十分に縮まっていることが前提条件です。ラポールがしっかり形成されていれば、その後のプロセスも想像以上にスムーズになっていきます。

問診から施術後まで、トークスクリプトのもとで進めていく

患者さんとのラポールができたら、ヒアリング、プレゼンテーション、クロージングと段階を踏んでいきます。これらはあらかじめトークスクリプトを用意し、問診から施術中や、施術後の会話のなかで進めていきます。

トークスクリプトの流れは、

1、問診の目的を伝える
2、触診の結果による、身体の状態を伝える
3、症状を確認する
4、他の患者さんの体験を伝える
5、治療の方針を説明する
6、1から5までの段階を確認する
7、回数券を提案し、通い方を伝える
8、他の治療院との違いを伝える

の八つのステップから成り立っています。

1では、なぜ問診を行うのか、患者さんに理解していただくことが目的です。継続的な施術で患者さんの身体を良くしたいこと、健康促進のためのサポートをしたいという意志を伝えます。

2では、実際に検査で患者さんの身体を触診し、状態を説明します。このとき、患者さんが予想している以上に身体の状態は悪くなっていることがありますが、それを知らないケースが多い

ため、治療家から正直に詳しく伝え、この段階で複数回通う必要性を示唆しておきます。

3では、患者さんの症状が出ている時期を確認します。1週間や1か月、長ければ数か月以上続いていることもあるでしょう。その時期が長ければ長いほど、1回の施術での症状改善は難しくなります。そこで、複数回の来院が必要になる理由を、さらに伝えていきましょう。

複数回の来院について説明すると、時に患者さんが「セールスをされている」「押し売りされるかもしれない」と身構えてしまうことがあります。それを防ぐために、**4**のステップとして、「同じような症状の患者さんは皆さんこうですよ」などと伝えます。複数回の来院が必要となるのは自分だけではないと理解できると、安心して説明を聞けるようになります。

1～**4**のステップが完了したら、**5**のステップ、治療方針の説明を始めます。施術内容や検査、姿勢や状態の分析、治療計画など、どのように施術を進めていくのかを、患者さんに明確に伝えましょう。

6のステップでは、一連の流れの確認を行います。患者さんに疑問や質問がないかを聞き、不安を解消させることが目的です。

ここまで完了したところで、7のステップ、回数券の提案に移ります。例えば6回分の施術をワンセットで用意していること、回数券なら全体的な金額を低く抑えられることなど、回数券の内容や金額的なメリットについて説明します。

7のステップは、施術前と施術後に行うことが理想です。施術後、患者さんが身体の状態の変化を実感しているときに、改めて回数券の提案をすることがポイントです。ただし、ここで患者さんが回数券を購入する気がないのであれば、提案をそこで終わらせます。決して押し売りにならないように気をつけましょう。

患者さんが回数券を購入されるなら、8のステップに移り、治療院の特徴や施術内容について伝えます。他の治療院との違いや、取り入れている施術、一時的な解決ではなく根本的な症状改善を目指していることなど、複数回の来院の目的やメリットを詳しく伝えます。

このトークスクリプトの流れを見ていただくと、来院したときから問診、検査から施術まで、患者さんに対してどのような対応をするべきかがわかってきます。一つひとつのプロセスを事務的にこなすのではなく、目的意識を持ったうえで進めていくことで、複数回の来院や回数券の必要性、施術を受けることの価値を患者さんにも理解していただけます。トークスクリプトをうまく活用し、施術後に回数券を提案するときには、ここまでの会話ですでに患者さんからの納得が得られていることを目標にしたいものです。

このように、回数券の提案は闇雲にセールストークをするのではなく、販売の順番を守るからこそ患者さんからの理解が得られます。問診から検査、施術までの流れの中で症状と継続的な治療の必要性など伝えるべきことを伝え、回数券を購入されるまでの段取りを整えることが必要なのです。そして、それには目的に合わせたトークの作りこみが必要になってきます。

販売の順番と正しい使い方が押さえられていれば、患者さんに不快な思いをさせることなく、必要性やメリットを説明できます。回数券の成約率を上げるためにも、しっかり準備しましょう。

5 提案力の決め手は「共感」 チェックシート16段目

前の項目では、回数券の提案を行うために押さえておくべきステップとトークスクリプトについて説明しました。

回数券の成約率向上には、もう一つ大切なポイントがあります。これらのノウハウだけにこだわるのではなく、セールスの本質を理解した接し方を患者さんに対してすべきだということです。

セールスの本質は、悩みを解決するためのコミュニケーション

トークスクリプトを用意するとき、「セールストークをしているような気がする」「患者さんに申し訳なく感じる」と、消極的になる方もいるかもしれません。けれどその考え方が残っていては、肝心の回数券の成約率は低くなるばかりです。

そのような方に限ってセールスの本質を捉えそこなっているようにも感じます。まずはセールスに対する誤解を解く必要があります。

セールスの本質は、相手の悩みを解決するためのコミュニケーションです。コミュニケーションがしっかりと取れているセールスなら、相手側も押し売りされるように感じることはありません。喜んで商品やサービスを購入し、「あなたから買って良かった」と売る側に対して感謝さえします。

意外に思われるかもしれませんが、一流のセールスマンはそれをしっかりと心得ています。一

流のセールスマンは、いきなり商品を提案したり押し売りをしたりなど、強引なセールスをしません。相手との距離感を縮めて信頼関係を築き、悩みや希望を丁寧にヒアリングし、そこで初めて「その悩みには、このような解決方法があります。提案させていただいてもよろしいですか？」と、商品を提案します。自分の目先の利益だけでなく、**相手のことを真剣に考えたうえで、商品やサービスを勧める**のです。

これに対して二流、三流のセールスマンは、相手との信頼関係を築かないうちに商品の提案を始めてしまいます。ひどい場合には、相手の話を聞いてもいないのに、「この商品は良いから、絶対に買った方がいいですよ」と強引に買わせようとすることもあります。そのような経験を重ねている方は、セールスに悪い感情を抱いても仕方がないかもしれません。しかしそれは本来のセールスの姿ではありません。

セールスに対して否定的な方ほど、三流のセールスマンから商品を買わされ、その経験を引きずっていることが多いのです。そういう方は、セールスの本質や一流のセールスマンのやり方を学ぶ必要があります。正しいセールスが相手をいかに幸せにするかがわかれば、苦手意識や罪悪感が消え、患者さんにとってベストな治療計画や回数券の提案ができるようになります。

患者さんを受け入れ、悩みを共感する

セールスの本質を治療院ビジネスに当てはめるなら、患者さんの悩みへの解決策として、複数回の来院や回数券を提案するという流れになります。

これができるようになるには、患者さんの悩みを理解し、ひいては「共感する」というマインドが欠かせません。

これはリピートされない治療院の多くに不足していることでもあります。

患者さんから**リピートされない、または途中で離脱されてしまう治療院は、患者さんの辛さを共感していないことが多い**ようです。

例えば、問診の際に悩みや辛さについての訴えを詳しく聞いていない。患者さんから「今、寝不足が続いて辛いんです」と悩みを打ち明けられても、「ああ、そうですか。じゃあ今から改善しますから、施術ベッドに座ってください」と、検査や施術を始めてしまうようなパターンです。

治療家の仕事は症状を改善することだと考えると、その流れ自体が悪いわけではありませんが、患者さんはどうしても物足りなさを感じてしまいます。悩みを抱えて来院しているからには、「まず辛さをわかってほしい」「苦しい思いに寄り添ってほしい」という気持ちがあるのです。

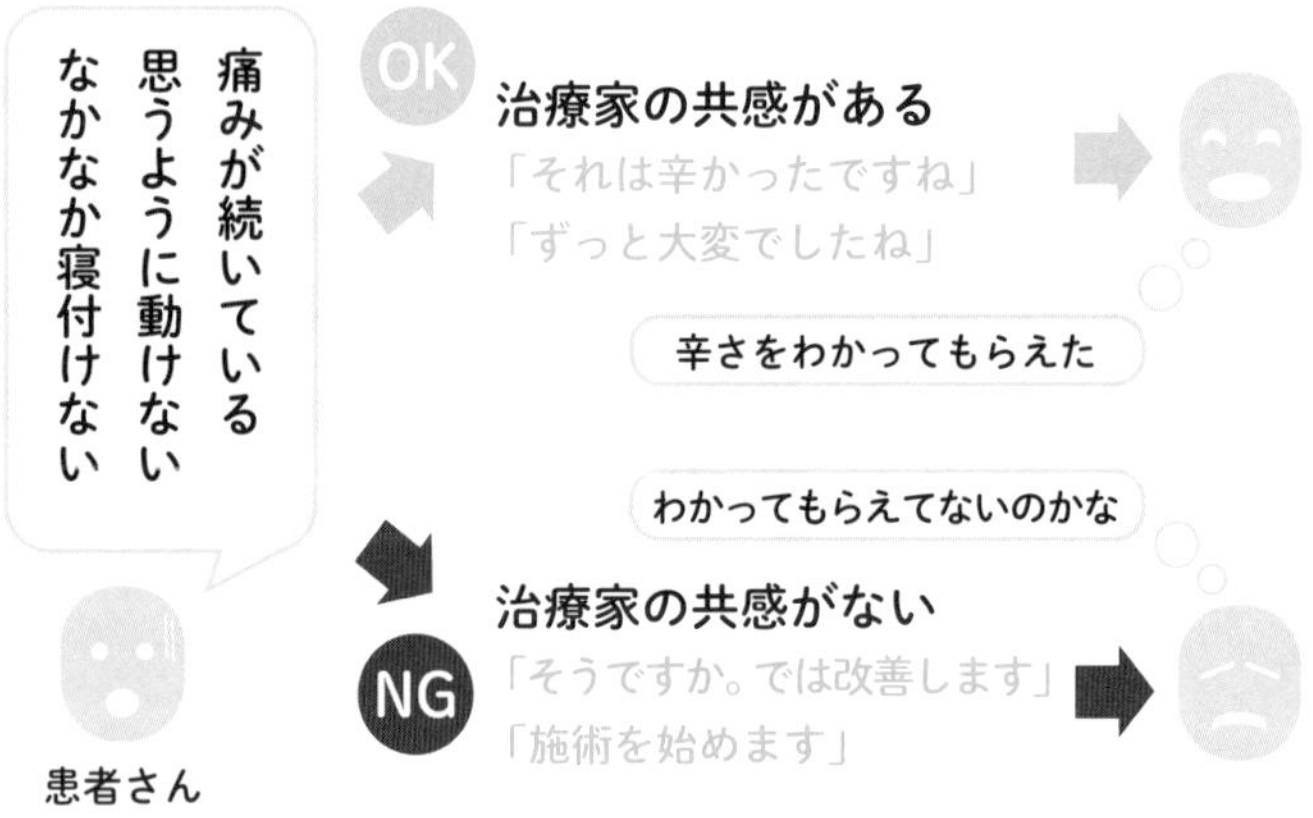
痛みが続いている
思うように動けない
なかなか寝付けない
患者さん
OK
治療家の共感がある
「それは辛かったですね」
「ずっと大変でしたね」
辛さをわかってもらえた
わかってもらえてないのかな
NG
治療家の共感がない
「そうですか。では改善します」
「施術を始めます」

共感が信頼につながる

それをおざなりにして施術を進めてしまっては、せっかく磨いた治療技術が活かされることなく終わってしまいかねません。患者さんは、「話を聞いてもらえなかった」「受け止めてもらえなかった」と感じ、次も通いたいとは思わないでしょう。そして、その対応がリピート率の低さや、離脱の原因になります。

このような原因での離脱を防ぐには、**検査や施術を始める前に患者さんの話を聞く時間を作り、共感する姿勢を見せることが大事**です。

患者さんから「今、寝不足が続いていて辛いんです」と言われたら、「寝不足が続いているんですね。それは大変ですし、辛かったですね。よくここまで我慢されましたね」と辛さや気持ちに共感する。それだけでも、患者さんの緊張感やストレスが緩められ、治療家の先生や施術に対する安心感が高まっていきます。

治療家の仕事をしている以上は、どうしても治療法や手技など、症状を改善するノウハウに意識が集中してしまいます。しかし、症状を抱えている目の前の患者さんは感情を持った人間です。身体的な辛さだけでなく精神的な辛さにも配慮し、患者さんを受け入れる姿勢で施術や対応をしていきましょう。その考え方があってこそ、施術やトークスクリプトの効果を発揮できるようになり、回数券の成約率やリピート率の向上につながります。

6 新規と既存の売上比率の正解は

チェックシート12段目

治療院の売上が上がってきたら、次は売上比率の調整に目を向けていきます。月商35万円レベルから月商１００万円以上のレベルにおいても必要になる視点です。

比率を理解できていると、売上目標に対して正しい行動ができるようになります。また、売上比率のバランスを常に意識していくことで、治療院の経営安定や存続にも貢献できるようになります。

新規患者さんと既存患者さんの売上比率を作る

売上比率とは、新規患者さんと既存患者さんからの売上で構成される比率のことです。売上の目標に対し、それぞれの患者さんからの比率を決めていきます。

例えば、

- 月商10万円目標…新規６万円／既存４万円
- 月商20万円目標…新規15万円／既存５万円
- 月商35万円目標…新規20万円／既存15万円
- 月商50万円目標…新規30万円／既存20万円
- 月商１３０万円目標…新規45万円／既存85万円

など目標の月商に合わせ、新規患者さんと既存患者さんとの比率を設定します。ここで売上の比率がわかることで、新規集客や既存患者さんへの対応、回数券の提案など、売上目標に合わせた具体的な施策がわかってきます。

売上目標を立てるには、「誰に何を売るか」「誰にいくらの商品を売るか」「誰にいくらの商品を、どのくらいの数で売るか」と、それぞれの目標に対しての基準値が必要です。それを明らかにするためにも、新規患者さんと既存患者さんからどれくらいの売上を得るか、必ず売上比率を設定しましょう。

売上を安定化するには、既存患者さんの割合を上げる

例に挙げた売上比率をよく見ると、月商が増えるにつれて既存患者さんの割合が上がっていることにお気づきでしょう。これは、治療院の売上を上げていくために意識するべきポイントです。

特に開業してから時間がたち、**経営が軌道に乗ってくるころになったら、既存患者さんからの売上を増やしていかなければなりません。**

ここで売上比率に偏りが見られると、長期的な売上の確保が難しくなり、やがては治療院の存続に影響を及ぼします。新規患者さんからの割合が多ければ多いほど、そのリスクは高くなるでしょう。

その理由は、新規患者さんと既存患者さんの獲得や維持にかかるコストから見てとれます。

新規患者さんの場合、1人獲得するだけでも広告費をはじめとするコストがかかります。初回施術価格を低く設定するのなら、1回の施術から得られる利益も低くなるでしょう。その結果、

全体的な利益率が低くなってしまいます。

既存患者さんの場合では、定期的な来院が決定づけられているため、集客コストがかかりません。通常価格での施術料金も得られ、新規患者さんよりも利益率が圧倒的に高くなります。

こうして考えても、獲得コストがかかる新規患者さんよりも、高い利益率につなげられる既存患者さんのほうが、治療院にとっては大切な存在なのです。

目指すべき売上比率は、新規3対既存7

売上比率は、新規患者さんと既存患者さんからどれくらいの売上を獲得するか、目標を設定するために非常に役立つ指標です。そして、既存患者さんの割合を高くすればするほど、目標とする売上への到達がスムーズになります。また、その状態を維持することで、治療院経営の安定化が確実にもなります。

開業して間もない、新規集客に力をかけるべき段階なら、新規患者さんの売上比率が高くても問題ありません。しかし、集客や売上増加に手ごたえを感じてきた段階からは、既存患者さんの売上比率を高めることを意識していきます。徐々に既存患者さんからの売上を増やし、最終的には新規患者さんよりも多くの売上が得られるようにしていきます。

僕の基準では、目指すべき比率は既存患者さんが売上全体の5割以上を占めている状態です。**売上比率で考えるなら、新規患者さん3に対し既存患者さん7が理想**です。実際に繁盛している治療院でも、この状態での比率を守っています。さらに理想を求めるなら、新規患者さん2対既存患者さん8、ひいては新規患者さん1対既存患者さん9の比率にしていくと、治療院経営は揺るぎないものになるでしょう。この比率が定着すると、仮に新規患者さんが減少しても、全体的な売上のダメージは1割から3割までに抑えられます。

反対に、新規患者さん7対既存患者さん3、新規患者さん6対既存患者さん4などの売上比率が続くと、経営が不安定になってしまいます。この状態で新規患者さんの来院が見込めなくなったら、売上の半分以上が減少します。そこから新たに新規集客を始めても、集客コストや利益率の低さ、商圏の限界などの問題が立ちふさがり、受けたダメージを修復するのはほとんど不可能です。結果、治療院の売上を上げるどころか存続の見通しさえ立たなくなってしまうのです。

このようなリスクを避けるためにも、新規患者さんよりも既存患者さんから売上を得ることに注力すべきです。既存患者さんから十分な売上を得て、それ以上を目指すなら新規集客に着手する。このようにして、**既存患者さんからの売上に新規患者さんからの売上をプラスするイメージで売上比率を捉える**ことが鉄則です。

売上が高い状態を維持し、治療院の継続と発展につなげるためにも、新規患者さん獲得から既存患者さん維持のほうに意識をシフトしていきましょう。

5章

顧客流出をブロックするフォローアップ

1 「売上の公式」を理解する

これまで新規集客やリピートの取り方について説明してきました。さらに明確に売上を安定させるには、その仕組みを理解する必要があります。

ここで頭に入れておきたいのが、「売上の公式」です。売上の公式が理解できていると、現時点の経営で何が問題になっているかがわかり、確実かつ効率的に売上を改善できます。今回は治療院経営に当てはめるかたちで、売上の公式と経営への活かし方について解説します。

売上とは、人数×商品価格×購入回数

売上の公式とは、売上を三つの要素に分解して捉えた計算式のことです。アメリカのコンサルタントであるジェイ・エイブラハム氏によって提唱され、今や経営者に重宝されている計算式でもあります。

この公式では、売上のことを「客数」と「客単価」、「訪問回数（営業回数）」に分解し、

売上＝客数×客単価×回数

という掛け算で計算します。

客数とは、商品やサービスを購入するお客さんの数です。そして客単価とは1回の取り引きでお客さんから支払われた金額、訪問回数とはお客さんが商品やサービスを購入した頻度のことです。これら三つの要素を掛け合わせることで、売上が作られると考えます。

売上の公式は、治療院経営でも非常に有効な計算式です。

この場合、客数を「患者数」、客単価を「施術料金」、訪問回数を「来院頻度」に置き換え、

売上＝患者数×施術料金×来院頻度

で計算すると、治療院経営における売上の公式ができあがります。それぞれの要素を掛け合わせ、全体的な売上を上げていきます。

売上の公式で、改善ポイントが見えてくる

売上の公式を使うメリットは二つあります。売上を仕組みとして捉えられること、そして「**売上を改善するためのポイントを明確化できる**」ということです。

この公式を使って売上を細分化していくと、客数と客単価、訪問回数のうち、どの要素が課題になっているかがわかります。

- 売上が得られない→客数が少ない
- 客数が多くても、売上に比例していない→客単価が低い
- 客数が多く、客単価が高くても、売上に比例していない→顧客の訪問回数が少ない

と、現時点での弱点が見つかります。

これらに対し、

- 客数が少ない→集客活動で客数を増やす
- 客数が多くても売上に比例していない→客単価を上げる

・客数が多く、客単価が高くても、売上に比例していない↓リピート対策で訪問回数を増やす

と対策が見えてきて、売上の改善につなげられます。
治療院経営に置き換えてみても、分析方法や改善方法は同じです。

・売上が得られない↓患者数が少ない
・患者数が多くても、売上に比例していない↓施術単価が低い
・患者数が多く、施術単価が高くても、売上に比例していない↓来院回数が少ない

などの問題が見つかります。
これらに対し、

・客数が少ない↓患者さんを集める
・客数が多くても売上に比例していない↓施術単価を上げる
・客数が多く、客単価が高くても、売上に比例していない↓患者さんからの来院回数を増やす

という対策を立て、問題点を解決していきます。

それぞれの要素から弱点を見つけ出し改善していくことで、売上を上げられるようになります。

このように売上の公式は、売上を分解して仕組化できると同時に、経営をシンプルかつ明確に捉えられる方法です。売上不振に悩んでいる場合や、さらに売上促進を考えている場合には、売上の公式を活用してみましょう。

小規模治療院における売上の公式の使い方

売上の公式から治療院経営を改善するなら、「患者数を増やす」「施術単価を上げる」「リピート率を上げる」が主な課題です。ただし、患者数を増やす場合、注意点があります。1人治療院のような小規模院で新規患者さんからの売上に頼りすぎると、後になってから苦労する結果になるのです。

確かに新規集客は必要な手段ですが、それだけで売上を得るには限界があります。治療院には商圏があること、新規患者さんを1人獲得するのにもコストがかかることを考えると、新規集客だけで長期的な売上促進や収益の確保は期待できないからです。

そのため、小規模治療院で患者数を増やすなら、新規集客とは別の考え方も必要です。新規患者さんを増やすことに合わせて、既存の患者さんを維持することで、患者数の増加につなげていきます。

小規模治療院で売上の公式を有効活用するなら、

- 患者さんの流出を防ぎ、患者数をさらに増やす
- 施術単価を上げて、1回分の売上を増やす
- 来院頻度を上げて、患者さんからの売上を増やす

という視点でアプローチします。

ここでのポイントは、患者数を増やすだけでなく、減らさないための対策も求められるということです。

患者さんの数が少ない原因は、新規集客がうまくいかないことだけが理由ではありません。既存患者さんの離脱も、患者数に大きく影響します。そして離脱した既存患者さんが支払っていた金額が占める割合が大きければ大きいほど、治療院の売上は下がります。

既存患者さんを減らさない対策を続けていると、新規集客に時間と労力を注がなくても患者数

が多い状態を保てるようになります。結果、施術単価の向上や来院頻度の増加も期待でき、それぞれの要素を掛け合わせた売上が上がっていくのです。

このように考えると、**小規模治療院の売上の公式における客数の増加には、新規集客と同時に既存顧客の維持、流出防止が欠かせないポイント**になります。既存患者さんの流出を徹底的に防ぐことで、治療院経営が安定していくためです。

そこで次の項目からは、コミュニケーションや回数券の販売、顧客選別とフォローなどの視点から、患者さんの流出防止に向けた対策について説明します。

2 キャンセル防止は理由の特定から

回数券であれ都度払いであれ、治療院としては患者さんにきちんと通っていただくことが理想的な状態です。しかし、なかには「患者さんが突然離脱する」「何も言わずに来なくなった」などの悩みを抱えている先生方も少なくありません。

悪質なキャンセルならともかく、一時的なキャンセルの悩みは患者さんの価値観を理解することで解決していけます。そこでコミュニケーションの視点から、キャンセルの原因と解決策についてアプローチします。

2回目の来院か3回目以降の来院かで、キャンセルの背景は違う

継続での来院を前提に施術をしているのに、患者さんに突然キャンセルをされてしまう。こうしたことは治療院の売上に少なからずダメージを与えます。また、患者さんのためにと入れた施術をキャンセルをされると、治療家の先生としても不快に思われることでしょう。

しかし、キャンセルをする背景には、患者さんなりの言い分があります。

キャンセルの背景は、何回目の来院かによって異なります。

2回目の来院をキャンセルをされた場合は、「患者さんが治療院側に納得していない」「施術の価値が伝わっていない」という背景がその原因にある可能性が高いです。

継続来院をする際、治療院側はしっかり説明して進めたつもりでも、患者さんに十分な納得が得られていないとキャンセルが起こりやすくなります。特に強引な押し売りのような提案では、患者さんは2回目も通おうとは思わないでしょう。

また患者さんが施術の価値を理解していないことも、2回目のキャンセルにつながります。

料金に対する反応は患者さんによって違います。患者さんが施術に満足していれば、施術の価値を理解でき、「次も来たい」と思うでしょう。しかし、ここで施術や治療院の対応に満足できていなければ、料金に値する価値を見出せなくなります。すると2回目のキャンセルが起きてしまうのです。

3～5回目でキャンセルされる場合には、治療の目的や計画が患者さんに正しく伝わっていないことが考えられます。

数回にわたって施術を受けたことで症状は快方に向かいます。治療家としては、これからさらに施術を重ねて完全に良い状態にしていきたいところですが、患者さんはそう思っていないことが多いようです。「そろそろ楽になってきた。もう治療院に通わなくてもいいかもしれない」と、通院へのモチベーションを失ってしまうことがあるのです。

また、患者さん自身の優先順位が変化することもあります。身体のためには施術を受けなくてはならないのに、目の前に欲しいものが出たとしましょう。そうすると、患者さんとしては施術と欲しいものの二つを天秤にかけ、欲しいものを選び、来院をキャンセルしてしまうのです。

このように、2回目の来院と3回目以降の来院後でのキャンセルの背景にある心理は異なります。**患者さんからのキャンセルが多いなら、何回目の施術からキャンセルが起こるのかを確認し、**

その背景を特定する必要があります。

キャンセルの原因はコミュニケーション不全

2回目と3回目以降のキャンセルは、それぞれ別の背景によるものですが、**いずれもコミュニケーションのズレが関わっています。**相手の価値観を理解しないままに対応してしまい、意思疎通ができていないのです。

こうしたコミュニケーション不全も、2回目と3回目以降で原因が変わってきます。

2回目のキャンセルに見られるコミュニケーションのズレは、「治療家の先生が患者さんの話を聞けていない」または「施術以外のところで患者さんに不快な思いをさせている」ことが原因です。

患者さんの話をよく聞かないままに、次回予約の提案をしてしまう。良かれと思ってしていることでも、患者さんは強引にすすめられたように受け取ります。**治療家から一方的に継続治療を説得されても、患者さんとしては納得できない**のです。

また、接客や言葉遣い、治療院の内装や清潔感など、施術以外で不快感を覚えたことが、突然のキャンセルにつながる場合もあります。いくら施術の質が良くても環境が悪ければ、患者さんは施術の効果を冷静に体感できなくなります。

3回目以降のキャンセルに多い原因は、施術の目的や最終的なゴールが患者さんに伝わっていないことです。これは、治療家の先生方が犯しがちなミスでもあります。

複数回の施術には、それぞれに目的があります。例えば6回の施術なら、1回目が身体の状態のチェック、2回目は1回目の施術効果の確認、3回目は2回目からの状態の確認や痛みへの対処など、回数によって目的が変わってくるものです。そして継続しての施術でどのような状態を目指すのか、最終的なゴールも見えていきます。

ところが、それぞれの施術の目的が患者さんに伝わっていなければ、患者さんは毎回同じような施術を漠然と受けているように感じます。また、最終的なゴールが共有できていなければ、「これから何回通うのか？」「あとどれくらいの料金が必要になるのか？」と不安を感じることもあります。

2回目と3回目以降のキャンセルはいずれも、コミュニケーションのズレが原因ですが、それが「**患者さんの価値観を理解していない**」という決定的な敗因を引き起こしています。

患者さんは身体や症状を良くするために治療院に通っていますが、治療家の先生とは違う価値基準を持っています。治療家が「身体の状態が悪くなっているから、継続して通うべきだ」と正論を伝えても、患者さんは「そのとき痛みがしのげればいい」という価値観で施術を受けているのかもしれません。そんな状態で、治療家が何を目的として施術を行っているかわからないままに来院していても、治療へのモチベーションは低くなるばかりです。

たとえ施術に満足していても、コミュニケーションにズレがあるとキャンセルは起きてしまいます。それを避けるためにも、お互いの認識不足を解消しましょう。

原因によってコミュニケーションの図り方も違う

コミュニケーションのズレによるキャンセルを減らすには、コミュニケーションを深めていくしかありません。2回目の来院と3回目以降の来院、それぞれのキャンセル原因に合わせ、コミュニケーションのズレや価値観の違いを埋める必要があります。

2回目の来院のキャンセルでは、患者さんの不信感と施術以外での不満の解決をはかります。押し売りのようなかたちで次回予約を提案しているのなら、提案の方法を変える必要があります。患者さんの話をきちんと聞いてから提案し、患者さんが治療院側の話を聞く段取りを整えます。患者さんが治療家の話や施術の方向性に納得できていれば、ほとんどのキャンセルは起こらなくなります。

治療家の対応や言葉遣い、治療院の雰囲気などに違和感や不快感を覚えられているのなら、それらの改善に向けて行動することも大切です。患者さんは施術を受けるためだけに来院しているのではなく、治療院の雰囲気や先生の人柄も体感していることをしっかりと認識してください。

3回目以降の来院のキャンセルは、治療計画を用意することで改善できます。

肩こりや腰痛などの慢性的な症状を良くするには、複数回の施術が前提条件となると伝えるときは、治療計画書を作成し、それをもとに1回ごとの施術でどのようなことを行うのかを患者さんに詳しく説明してください。耳から聞く説明に視覚からの情報が加わり、より説得力がアップします。そして複数回の施術で何を目指すのか、最終的な治療のゴールがはっきりすることで、患者さんも継続して通院する必要性を理解できるようになります。

これらのコミュニケーションを重ねても、どうしてもキャンセルしがちな患者さんに対する最後の解決策は、直接電話で連絡することです。

予約前日に電話をかけ、「明日○時のご来院をお待ちしています」とメッセージを残します。

このような院外コミュニケーションの手間を惜しまないことでキャンセルが回避できます。

キャンセルは治療家の方のモチベーションにも治療院の売上にもダメージを与えます。憤りを感じることがあるかもしれませんが、**キャンセルの背景には必ず患者さんの不満や疑問が隠れています。**一度自分の価値観から離れて患者さん側の視点に歩み寄ってみることが必要です。

3 2回目の回数券の提案を行う

チェックシート27段目

既存患者さんの来院を定着させるには、さらに長く通っていただくためのフォローアップが必要です。ここで、2回目の回数券の提案に移ります。2回目の回数券を提案する際の注意点、患者さんのハードルを下げるための方法を押さえ、確実なリピートにつなげましょう。

メンテナンスを目的に、さらに6回通っていただく

2回目（2冊目）の回数券は、1回目と同様の回数分をワンセットとして来院を提案します。複数回分通っていただくことを前提に、一度にまとまった金額で回数券を販売します。

2回目の回数券を買っていただく主な目的は、患者さんの身体のメンテナンスです。患者さんの症状を改善に導くまでの1回分の回数券とは、「異なる目的」があります。

回数券1セット分の施術を受けると、患者さんの症状は良くなっていきます。本来であればそこで施術完了となりますが、患者さんがその良い状態を維持できるかと言えば、難しいこともあります。

肩こりや腰痛などの慢性的な症状は、基本的には患者さんの過ごし方が原因であるケースが多いです。治療家の先生方もご存じの通り、普段の生活習慣や姿勢、身体の使い方などが蓄積された結果、症状が出ています。したがって1回目の回数券で症状が改善されても、再発することもあります。

せっかくお金と時間をかけて改善したのに、生活習慣や身体の使い方でゼロの状態に戻っては、元も子もありません。そこで、症状の再発を防ぎ、常に健康状態を良好に保つために、メンテナンスとしての2回目の回数券が役立つのです。

2回目のトークスクリプトを用意する

2回目の回数券を提案することで、患者さんの健康を続けてサポートできるようになり、また治療院の売上も積み上がるようになります。しかし、実際に提案するときには、**1回目の回数券**

を販売したときとは別のトークスクリプトや提案までの段取りが必要になります。

2回目の回数券を提案するときには、目的を伝えられるようなトークスクリプトを用意します。

1、治療が完了したことを伝える
2、その後の生活次第で、症状が再発するリスクがあると説明する
3、メンテナンスで再発防止をサポートできると伝える

という流れで回数券を提案します。

1では、まず6回分の治療が完了したことを伝えます。症状が改善し、患者さんの身体の調子も良くなっていると説明します。**2**のステップでは、患者さんの生活習慣によっては再発のリスクが考えられることを伝えます。

3では、継続したメンテナンスで再発のリスクを抑えられると伝え、2回目の回数券を提案します。そして患者さんが回数券を必要とするかどうかをヒアリングします。

ここで気をつけるポイントは、**回数券購入の判断は患者さんに委ねること**です。あくまでも治

療院側はメンテナンスのためのサポートができるとだけ伝え、患者さんが必要とするのなら購入していただく、というスタンスを守りましょう。患者さんが自力で症状再発を防げると言うのなら、その希望を尊重します。

これらのトークスクリプトをスムーズに展開するために、**2回目の回数券を提案する前に、メンテナンスが必要になると患者さんに伝えておくことも大切です。1回目の回数券分の施術のあいだに事前説明を済ませておきます。**

患者さんは、一度の回数券分の施術を受ければ治療が完了すると考えています。そこで次回の回数券を提案されると、「6回で施術が終わると聞いていたのに、またお金と時間をかけて通わなければならないのか」と不満に思うかもしれません。患者さんから不信感を抱かれないためにも、回数券分の施術が終わるまでの間に、今後のメンテナンスの必要性を伝え、また患者さんの意思をある程度確認しておくことがポイントです。

2回目の回数券の提案に向けて、仕組みを作っておく

2回目の回数券の成約率を上げるには、相応の仕組みづくりも必要です。おすすめなのは、1回目の回数券とは通院の趣旨を変えることで、患者さんにとってのハードルを下げるやり方です。

1回目の回数券との趣旨を変えるにはメニュー名で違いを見せると、患者さんから受け入れられやすくなります。 1回目のメニューが「整体コース」であったなら、2回目は「継続サポートコース」など、メンテナンスを目的に打ち出したメニューを用意するといいでしょう。異なるメニューがあることで、施術には症状改善やメンテナンスなど、さまざまな目的があるとわかり、患者さんにもメンテナンスの必要性が伝わりやすくなります。

1回目よりも金額を低くすることも、患者さんの購買意欲を高めるのに役立ちます。例えば1回目を3万円で販売していたのなら、2回目では2万5000円に下げる。すると患者さんは2回目の購入に対するハードルが低くなります。また金額を下げるのではなく、施術にかける時間を短くするのも、治療院側の負担を抑えることになるでしょう。

このように、リピートに向けた仕組みを作っておくことで、2回目の回数券の提案がスムーズに通りやすくなります。

4 最優先顧客「ロイヤルカスタマー」の維持 チェックシート40段目

ここからは、既存患者さんの流出を防ぐためのさらなる対策についてお話しします。患者さんの離脱を防止できていないと、長期的な売上に影響するからです。

全体的な売上を高い状態に保てるよう、最優先すべき患者さんの選別とフォローアップにつなげていきます。

多くのお金を支払った患者さんが最優先顧客

最優先顧客を維持し、流出を防ぐには、現在治療院に通っている患者さんの選別が必要です。患者さんのなかでも特に大切にしたい最優先顧客が明らかになると、どのようなフォローをすべきかわかります。

ビジネス用語では、この最優先顧客を「ロイヤルカスタマー」と呼びます。

ロイヤルカスタマーとは、お店に対してもっとも多くのお金を支払った顧客、最優先に考えるべきお客さんのことです。お店は常にロイヤルカスタマーを選別し、対応を考えて流出を防いでいます。

ロイヤルカスタマーとその対応は、航空会社やデパートの例で考えるとわかりやすいでしょう。

航空会社は、お客さんのなかでも利用頻度が特に多い方にはマイルの発行やビジネスラウンジへの案内など、いわゆるＶＩＰ待遇をしています。デパートでも特別な顧客は、一般のお客さんと区別した入り口や駐車場、サービスを用意し、そのための外商部が存在します。このように、お金を多く使ってくれるお客さんに対し、サービスやホスピタリティの質を上げているのです。

治療院においても、この仕組みは有効です。**既存患者さんの中でも最も多くの支払いをした患者さんを、ロイヤルカスタマーとして選別し、対応を変える。そうすることで、大切な患者さんの離脱や流出を防げるようになります。**

治療院によって違いがありますが、一般にロイヤルカスタマーとは年間で治療院に数十万円以上もの金額を支払う人々です。この存在が複数いることを考えると、彼らは年間100万円単位での売上に貢献していることがわかります。既存患者さんであるなら広告費を抑えられることも考えると、ロイヤルカスタマーが治療院に与える数字的なメリットは無視できないものなのです。

ロイヤルカスタマーが1人でも離脱すると、数十万単位の売上が落ちます。その数が増えるほど売上へのダメージは大きくなります。離脱によって失われた金額をいかにして補うか、そこに思いを巡らせれば、彼らの存在がどれほど大きいものなのか実感できると思います。

このように、**治療院経営はロイヤルカスタマーによって支えられていると言っても過言ではありません。**だからこそ、患者さんのなかでも誰を特に大切にするかを見極め、顧客対応に活かしていく必要があります。

支払った金額に応じてロイヤルカスタマーをランク付けする

ロイヤルカスタマーの選別は、患者さんが治療院に支払った金額に応じて決定します。1年間におけるそれぞれの患者さんからの支払額に注目し、金額が多い患者さんから順にランク付けするのです。

ランク付けの方法には、

1、支払った金額によって、患者さんをパーセンテージで分ける

2、ランクごとに支払い金額の上限を決め、患者さんを選別する

という、二つの方法があります。

1の場合は、患者さんの総数でピラミッドを作るかたちでランク付けします。上位10パーセントの患者さんをSランク、20パーセントをAランク、30パーセントをBランク、40パーセントをCランクとするようなイメージです。

2の場合は、最初から支払い金額に応じたランクを設定します。

●Sランク：20万円以上の支払いをした患者さん
●Aランク：10万円以上、20万円未満の支払いをした患者さん
●Bランク：5万円以上、10万円未満の支払いをした患者さん
●Cランク：5万円未満の支払いをした患者さん

と、「いくら以上支払ったらこのランク付けをする」と患者さんを選別していくのです。

この場合、1の方法とは異なり、ランクごとの人数にばらつきが出ます。Bランクの患者さんが多くなることもあれば、Aランクの患者さんがもっとも多くの比率を占めることもあります。ですから、1人当たりの患者さんの支払い総額や患者層など、治療院の経営状態の全体像が把握できるようになります。

ロイヤルカスタマーのランク付けのポイントは、「数字で選別すること」です。「この患者さんは話しやすい」「性格的な相性が合う」などと、感覚的な基準で決めていてはランク付けがあいまいになります。SランクやAランクの患者さんから得られる売上は大きく、失った穴を埋めるのは容易ではありません、絶対的な数字である支払い金額を決しておろそかにするべきではありません。

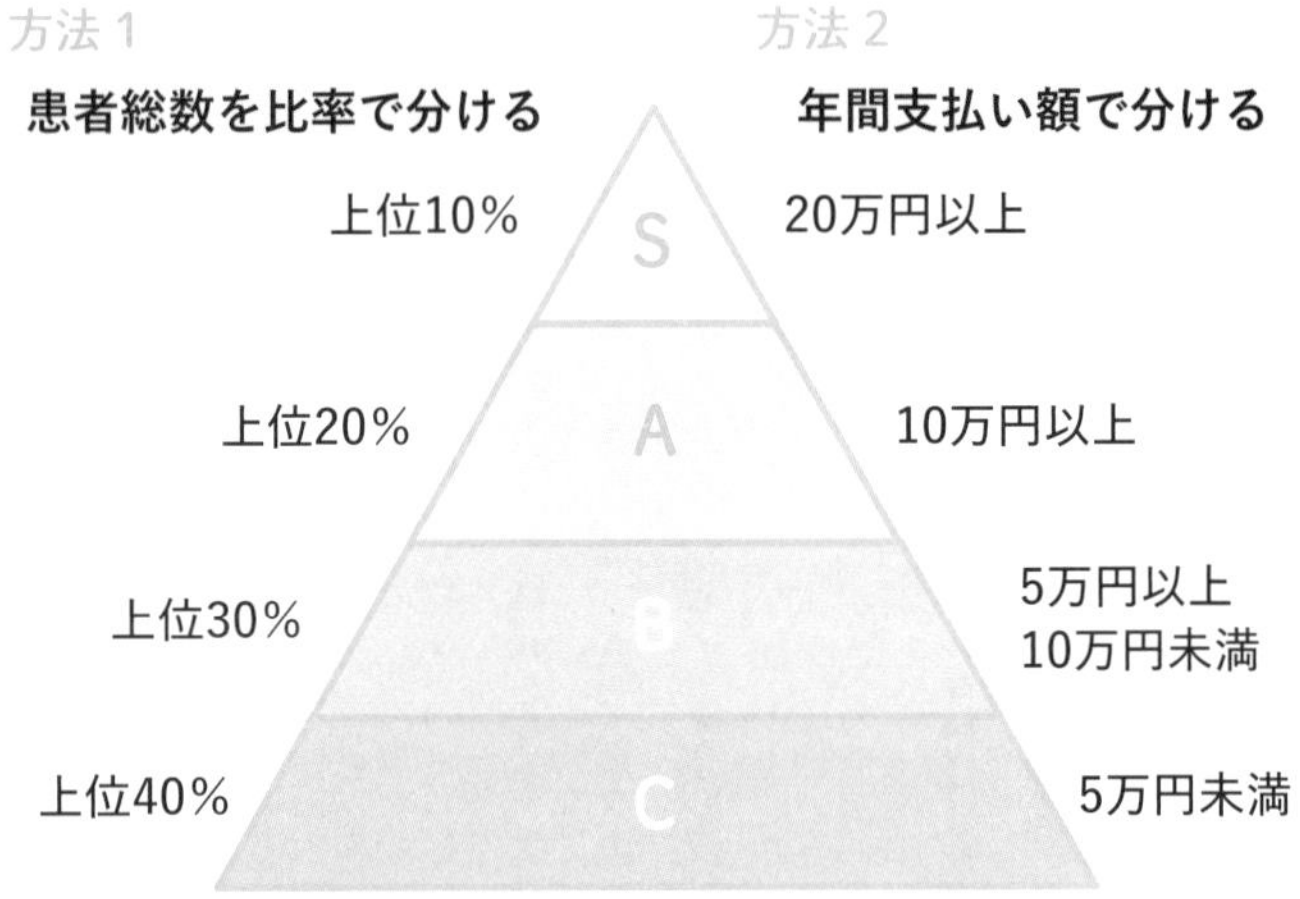

ロイヤルカスタマーは「数字で見きわめる」

また、どちらの方法においても、定期的なチェックをする必要があります。**数か月ごとに患者さんのカルテを確認し、支払い金額の変動を把握しておきましょう。**

顧客フォローが重要

ロイヤルカスタマーの流出は、徹底的に防いでいかなければなりません。そのためには顧客フォローが効果的です。

顧客フォローとは、患者さんが治療院にいない時間、つまり施術時間以外でのコミュニケーションを意味します。

来院時は、治療家の先生と患者さんが会話をする時間は十分にあります。しかし、患者さんが治療院から一歩外に出てしまえば、通常はお互いにコミュニケーションをとることはありません。しかし**顧客流出のリスクを避けるには、院外のコミュニケーションにも目を向けるべきです。それが顧客フォローの柱です。**

顧客フォローには、「サンキューレター」「ニュースレター」「ダイレクトメール」などの種類があります。

サンキューレターとは、来院に対するお礼です。ニュースレターは、治療院の情報や先生からのメッセージなどの情報発信です。そしてダイレクトメールは、新しい施術や商品、イベントなどの告知をするものです。書面での送付が効果的ですが、メールやLINEなどのツールを使っても同様の効果が得られます。

これら三つの顧客フォローはどれも役立ちますが、なかでも**注力したいのはニュースレターです。**ニュースレターは主に治療院の情報や先生のプライベートな話が主な内容となり、ダイレクトメールのように直接的な売上が約束できるものではありません。それでも、治療家のパーソナルな情報が得られることで患者さんからの共感を呼び、リピーターやファンの定着化が進んでいきます。

サンキューレターやニュースレター、ダイレクトメールは、施術以外の仕事になるため、面倒に思われるかもしれません。しかし、来院時とは別にコミュニケーションの機会を作ることで、患者さんに送る情報量を増やし、身近で特別な存在になることを狙えます。

これら三つの方法は、ロイヤルカスタマーに限らず新規患者さんやほかの既存患者さんをつなぎとめるのにも役立ちます。

そしてロイヤルカスタマーには、さらなる顧客フォローが必要です。僕は電話でのフォローをおすすめしています。

ロイヤルカスタマーは治療院にとってもっとも距離が近い患者層ではありますが、生活の変化や体調、または予約を忘れたことなどがきっかけになって離脱してしまうことがあります。ロイヤルカスタマーの流出がもたらすダメージを考えると、離脱は可能な限り防がなければなりません。**離脱の空気がうかがえる場合には、早めに直接電話をかけ、再来院を促すようにしましょう。問診表の記入で得られた患者さんの住所や電話番号などの連絡先はそのままにしておくのではなく、顧客フォローのツールとして使う。**患者さんへの連絡手段が得られやすいビジネスだからこそ、それを生かして院外コミュニケーションに手間と時間をかけていきましょう。

5 年2回のイベントの開催

チェックシート41、47段目

ロイヤルカスタマーは、治療院の年間の売上に加え、継続的な発展や存続を決定づけるほどの患者さんだとも言えます。一度ロイヤルカスタマーを失うと、その分の売上を取り戻すには相応の時間と労力をかけなければならなくなります。

だからこそ、治療院にとってもっとも優先すべき患者さんを見極め、離脱させないための対策を忘れない。数字を利用した判断基準と定期的な顧客フォローを常に念頭に置いてください。

継続的かつ確実な売上を得るには回数券の販売が効果的ですが、さらに大きな成果を出してくれる方法もあります。それがイベントの開催です。

イベントを開催することで、一度に200〜300万円の売上アップにつながるため、ぜひ活用することをおすすめします。

通常より高額の回数券を販売し、年間売上を上げる

イベントは、

1、通常より高額な回数券を販売する
2、期間限定で販売する
3、夏・冬の年2回、ボーナス支給時期に開催する

この三つを念頭に企画します。

1は、普段2万5000円や3万円の回数券を販売しているのなら、5万~10万円、さらに20万円などの額面の回数券を用意します。金額設定は治療院によりますが、通常よりも高額にしましょう。

2は、季節に合わせて期間限定で販売することです。夏なら「サマーキャンペーン」、冬なら「クリスマスキャンペーン」など、時期に合わせ、開催する期間を決めて行います。

3は、高額な回数券を販売できる理由にもなります。イベントは原則として夏と冬に行いますが、僕の基準では7月と12月が理想です。一般にボーナスが支給される時期であり、大きな金額での商品やサービスが購入されやすくなるためです。

年2回のイベント開催でまとまった金額での売上を得られると、そのキャッシュを次の活動に使えるようになります。看板やホームページのリニューアル、施術機器の導入、新しい手技の取

得など、治療院のサービスをさらに向上させるための資金にできるのです。
治療院経営で次のステップに進むためにも、大きな資金を得られる機会となるイベントを設け、ぜひ成功させましょう。

売上目標に合わせ、患者さんへのアプローチを変える

イベント開催時に注意したいのは、売上目標と予約数に合わせ、告知する対象者や順番、方法を変えるということです。

原則としてまず既存患者さんに販売し、売上の状況によって新規患者さんに告知する流れをおすすめしています。

既存患者さんにイベントを告知するときには、ダイレクトメールを使用します。院外でのコミュニケーションでイベント開催を伝え、目標となる売上に到達させられるようにしていきます。既存患者さんだけで回数券を売り切り、目標の売上に到達できたのなら、ここでキャンペーンは終了です。

目標に到達しなかったのなら、次は新規患者さんに告知します。チラシやホームページでイベント開催を告知し、新規集客につなげるのです。ここでは開業時のプロモーションと同様に、施

術価格が6000円のところを1500円にするなど、通常よりも低い金額に設定します。施術価格をフロントエンド商品として打ち出し、バックエンドとして回数券を販売するという仕組みを使うためです。

既存患者さんへのイベントは売上を上げるため、新規患者さんへのイベントは集客をするためと、それぞれ目的や期待できる効果が異なります。目標売上に応じてそれぞれの特徴を組み合わせて考えることも、イベント開催を成功させるキーポイントです。

6章

ビジネスマインドを磨き、次のステップへ

1 マネジメントを理解しているか

チェックシート54段目

新規集客で患者さんを集め、リピート対策で継続的な来院を決定づけ、離脱や流出を防ぐ。こうした活動を正しいタイミングで行っていけば、売上の拡大や底上げができ、治療院経営は確固たるものになります。

けれど、そこからもう一段上のステップを目指す場合、経営者としてさらなるレベルアップが必要です。より多くの売上と利益を確保し、患者さんや地域社会に貢献していくには、経営者自身で治療院を守っていかなければなりません。

この章ではそれを目標に、「マネジメントの見直し」を学んでいきましょう。

CPA、LTV、ROIが分析の要

まず身につけたいのは、治療院経営をより数字的に分析できるようになることです。そのためには、「CPA」「LTV」「ROI」の三つを理解することから始めましょう。これらはマーケティングの専門用語で、経営状態を客観的に捉えるのに役立ちます。

まずＣＰＡ（Cost Per Action、コスト・パー・アクション）とは、「獲得単価」、つまり１人あたりのお客さんを獲得するのにかかった広告費のことです。

例えば広告費に４万円かけ、10人の患者さんが来たとしましょう。

この場合、

広告費４万円÷新規患者さん10人＝４０００円

となり、１人を獲得するのに４０００円の広告費がかかったことになります。つまり１人あたりのＣＰＡは４０００円ということです。

ＬＴＶ（Life Time Value、ライフ・タイム・バリュー）とは、特定の顧客から得られた利益の総額のことです。日本語で「生涯顧客価値」とも言います。

治療院経営に置き換えると、患者さんが初めて来院してから離脱するまでに、治療院に払ったお金だと捉えることができます。

１回５０００円の施術なら、１回のみ来院した患者さんのＬＴＶは５０００円です。１人の患者さんが10回の施術を受けたらＬＴＶは５万円、20回分なら10万円と、施術を受けた全回数によって数字が変わります。

ただ、1回のみ来院される患者さんもいれば、10回や20回など、複数回かつ長期間で通われる患者さんもいます。このような背景があると、1人あたりのLTVの計算は難しくなってしまいます。そのため、ここでは例えば1か月間など、期間を決めてLTVを計算しましょう。初来院から離脱までに患者さんが支払った金額ではなく、便宜上、「平均売上」というイメージで考えます。

ある月の新規患者さんが10人いて、合計で15万円を治療院に支払ったとすると、

15万円÷10人＝1万5000円

と、その月のLTVが1万5000円と計算できます。

CPAとLTVを理解できたら、最後のROI（Return On Investment、リターン・オン・インベストメント）に注目します。ROIとは、投資に対し、どれくらいの利益や効果があったのかを意味しています。治療院経営においては「費用対効果」「広告効果」と考えることができます。

1か月に4万円の広告費を使い、10人の患者さんが来た例で、ROIを計算してみましょう。

4万円の広告に対して10人分の集客をし、15万円の売上を得られました。1人あたりのCPAは4000円、LTVは1万5000円です。

これを計算すると、

LTV1万5000円÷CPA4000円＝3・75

という数字が出ます。

1人の新規患者さんを獲得するのに4000円の広告費がかかり、平均で1万5000円の売上となり、費用対効果は3・75倍となりました。もちろん、1人当たり4000円の広告費で1万6000円の売上を得られたら4倍、あるいは8000円を得られたら2倍など、LTVによって費用対効果は変わります。

このように、CPAとLTVを計算し、ROIに当てはめることで、「1人あたりの集客にどれくらいの費用がかかるか？」「平均的にどれくらいの売上が得られたか？」「費用と売上を換算すると、どれくらいの利益や効果につながったか？」が明らかになります。

CPAやLTV、ROIを理解するメリットは、現在の集客活動に対する効果を数字で視覚化でき、次の集客活動に活かせることです。

1人あたりのCPAが1000円で、平均的なLTVが4000円だとすれば、費用対効果は4倍です。そこから3000円なら1万2000円、5000円なら2万円が得られることも、おおよそでわかるようになります。費用対効果が明らかになることで、無駄な広告費を使わずに、確かな利益を得られるようにもなるでしょう。

場当たり的な集客活動ではなく、最初から狙いを定めて売上と利益を作る。そのためにもCPAやLTV、ROIを活用していきましょう。

これらの指標は1か月や1年など、期間を決めて計測するのが理想です。このような分析ができていることで現状の数字が把握でき、次の対策に活かせるようになります。

効率性から効果性に意識をシフトする

CPAやLTV、ROIなどの数字的指標を使うと、効果の高い集客活動の見定めもできるようになります。そして、経営者としてレベルアップするなら、効率性から効果性への意識のシフトが必要です。

多くのケースにおいて、効果性より効率性が重視される傾向があるようです。開業したてのころであれば、コストを抑えての集客活動が先決になるため、効果性よりも効率性が優先される時期もあります。しかし、ある程度売上が上がってきたのなら、効果性にも目を向けなくてはいけません。

効率性が高い手段のように見えても、期待したほどの効果が出ないことがあります。反対に、効率性が低くても、高い効果をもたらす手段もあります。

例えば、ポスティングと新聞折込で、効率性と効果性を比較するとしましょう。

- 7万円の広告費をかけてポスティングをした結果、20名の新規患者さんを獲得
- 7万円の広告費をかけて新聞折込をした結果、12名の新規患者さんを獲得

こうして見ると、ポスティングの1人あたりのCPAは3500円、新聞折込は5800円です。ポスティングのほうが低コストで、より多くの患者さんを集められます。効率性だけに注目するなら、まぎれもなくポスティングが適しています。

ここで、

- ポスティングからの集客で、20名中2名が回数券を購入
- 新聞折込からの集客で、12名中8名が回数券を購入

という結果が出たとしましょう。回数券の売上を見ると、ポスティングでは5万円の売上、新聞折込では20万円の売上が得られています。

効率性が高かったはずのポスティングでは売上が少なくなり、結局赤字になってしまいました。一方、効率性で後れを取っていた新聞折込では、回数券の売上が貢献して黒字になりました。

ここまでくるとおわかりになると思いますが、この例において選ぶべき方法は新聞折込です。ポスティングのほうが効率性には優れていますが、売上や利益などの効果に反映されないのなら、手段としては不適切です。効率性を追い求めたばかりに本来得られるはずの売上を逃してしまう、マネジメントのミスとも言えるでしょう。

効率性にとらわれた結果、効果性や費用対効果が低くなる、ビジネスにおいてこのようなミスは徹底的に防がなければなりません。また、この視点が理解できていなければ、自分でも気づかないうちに機会損失をしてしまうことにもなります。それを避けるためにも、たとえ最初のコストが高くついたとしても、目先の利益だけで判断しないこと。コストに対し、最終的にいくらの売上として返ってくるかを考え、次の行動を選びましょう。

コストカットより効果的な投資を考える

効率性よりも効果性に目を向け、費用対効果を重視し、より多くの売上や収益につなげる。これは投資の世界では常識ともいえるマインドであり、経営者として身につけるべきものです。

投資で配当を多く得るには、投資先に相応のお金をかける必要があります。少ない投資額にとどめているのに、多くの利益が返ってくることはまずありえないでしょう。成功している投資家は、それを理解したうえで大きなリターンを見込んでそれなりの投資をしているのです。

経営においても、同じ考えが通用します。損をするように見えても結果的には大きな得につながると見込めるのなら、得られるものが大きいほうを選ぶ。**敢えて広告費にお金をかけ、そこから集客や販売活動の成果を得て、売上を大きく上げる。**

それが一段上の経営のあり方です。コストカットや効率性ばかりにこだわり、せっかくのチャンスを逃していては、このような成果は永遠にあらわれません。治療院としても経営者としても、現状のままで終わってしまうでしょう。

治療院経営が軌道に乗り、十分な広告費をかけられる段階になったのなら、これらの予算を使ってさらに売上を増やしていきましょう。その際、現状や目標に対して正しい判断をするために、ＣＰＡやＬＴＶ、ＲＯＩへの理解が求められてきます。

「いかに経費を抑えて、利益を多くするか？」から「いくらの経費を使って、どれくらいの売上を増やすか？」のマインドに切り替え、成長と発展につなげましょう。

2 事業計画を作成する

あなたが経営者としてのビジネスマインドを磨き、治療院を成長させ続けるためには、事業計画の立て方のレベルアップも必要です。売上目標や手段、予算などの項目に加え、細かな数字の分析や現状を把握したうえで、事業計画を立てなければなりません。

ここでは、治療院経営でさらなる高みを目指すための、事業計画の立て方について解説します。

年間売上を最終目標に据える

事業計画を立てる最も重要な目的は、売上目標を明確にすることです。これは、１か月単位で立てている方も多いかもしれません。しかし、治療院経営が軌道に乗った段階からは、その意識を変えていきましょう。月間売上だけでなく、年間売上を最終目標とした事業計画を立てられるよう、視野を広げていくのです。

事業計画を立てる際、多くの経営者が月間売上に意識を向けてしまいがちですが、それだけにこだわると大局的な発展は見込めません。小規模治療院では大手グループ治療院のように大きな振り幅は出ないものの、月商が１００万円の月もあれば80万円の月もあるなどバラつきが見られるのは当たり前のことです。

その増減に一喜一憂していると、ステップアップのためにやるべき集客活動に意識が向けられなくなり、複数月の売上や年商などの長期的な売上は下がります。そうならないため、月による増減を想定したうえで、年商に重きを置いた経営が不可欠になるのです。

月商を優先して年商を軽視する姿勢は、効果性よりも効率性に偏るというマネジメントのミスも引き起こします。

この場合の効率性と効果性は、新規集客とリピート対策で考えてみましょう。

新規集客は、短時間で多くの患者さんを集められる方法です。それに比べ、既存患者さんの定着化には顧客フォローによる継続での来院が絶対条件となるため、新規集客よりはるかに時間がかかります。今すぐ売上を上げるのなら、新規集客のほうが効率的な手段だと言えるでしょう。

しかし、時間をかけて大きな売上を作るなら、既存患者さんの存在がどうしても必要です。複数回の来院と長期的な売上が約束され、収益性も高いからです。**一見効率が悪いように感じられる既存患者さんへの対策は、効果性においては新規集客よりも優れているのです。**

目先の売上を上げたいばかりに新規集客にこだわると、既存患者さんへの対策がおろそかになります。その挙げ句「多くの新規患者さんを集めても、期待したほどの売上と収益が得られない」という、負のスパイラルに陥ってしまうことにもなるでしょう。

月商が短期的な目標であるなら、年商は長期的な目標です。そして、多くのケースで短期的な目標が過大評価され、長期的な目標が過小評価されています。ところが、この優先順位を間違えると、どちらの目標も達成できなくなります。

だからこそ、単月の売上だけを追うのでなく、年商を上げることを優先する。治療院経営者、独立開業者として次の高みを目指すなら、この視点を忘れないようにしましょう。

まずは現状分析、そこから来年度目標を

新たに事業計画を立てるには、まず現状の数字分析から始めます。今年度の売上や経費を算出し、来年度の年間目標に反映させていきます。

このときに見るべき数字は、

1、今年度の売上（新規患者さんと既存患者さんの内訳を含む）
2、新規集客にかけた広告費
3、新規患者さんの来院人数
4、1人あたりの新規患者獲得にかかった費用（CPA）
5、患者さんが支払ったお金の1人あたりの平均金額（LTV／便宜上、1年間と期間を決めて計算）

の五つです。

例えば2021年度の売上を、

●年間売上600万円（新規患者さんで300万円、既存患者さんで300万円）
●広告費30万円
●新規患者さんの来院人数100名

と設定すると、30万円の広告費に対して100人の新規患者さんを獲得し、CPAは1人あたりで3000円です。300万円から100人でLTVを計算すると、1人あたりの平均売上は

3万円です。広告からの費用対効果を見るなら、CPA3000円に対してLTV3万円となり、10倍だとわかります。

このようにして、今年度の売上や経費、CPAやLTV、ROIなどを出すことで、現状の数字がはっきりと見えてきます。

そして、来年度の年間売上目標は、現状の数字である今年度の目標を基準として立てるのが鉄則です。

この例から2022年度の目標を立てるなら、2021年から1・5倍と仮定し、

- 年間売上900万円（新規患者さんで450万円、既存患者さんで450万円）
- 広告費45万円
- 新規患者さんの来院人数150名

という数字を出すことができます。

ここで注目すべきは、目標とする年間売上に対しての広告費や新規患者さんの数も1・5倍に増えるということです。かける費用や来院数が同じ状態では、売上の増加は期待できません。必要経費をしっかりと使い、また増やしていかなければならないのです。

より上を目指すためには相応のコストがつきものだと考えましょう。

売上低迷は正確な分析が必須

現実的な事業計画を立てるには、今年度の売上や経費などの数字の算出が必要です。同時に、そこから正しい行動をしていくには、現状の数字に対する原因分析も求められてきます。特に現時点で売上が落ちている場合には、その原因をしっかりと把握したうえで、次の目標につなげていかなければなりません。

売上の低迷を打破するには、その原因によって選ぶ対策が変わります。

例えば新規患者さんが突然減ったとします。これは、新規集客で患者さんを新たに増やせば解決できる問題ではありません。

ここで見るべきなのは新規患者さんが減った原因です。チラシや新聞折込の反応率が下がっているなら、近所にライバル治療院が出店して、同じような方法を使っているのかもしれません。

ホームページによる新規集客においては、ライバルもホームページ集客に乗り出し、「SEO対策」「PPC広告」などの手段を活用しているかもしれません。

SEO対策とは、GOOGLEやYAHOOなどの検索エンジンに、ホームページやサイトを上位表示させるための方法です。1ページ目のような上位に治療院のホームページが表示されると広告効果が高くなり、2ページ以降の下位だとその効果は低くなります。

PPC広告とは、見込み患者さんが検索するキーワードを設定し、1ページ目の上位表示よりも上の部分にホームページが掲載されるようにし、治療院のホームページに誘導する方法です。

どちらもホームページ集客に役立つ手段ですが、ライバルの存在によって効果が左右されることがあります。特に検索エンジンのルール変更が頻繁に行われるSEO対策では、「検索結果で上位に出ていたホームページが、下位表示されるようになった」ということも頻繁に起こります。


繰り返しますが既存患者さんが減ることは、売上減少の大きな原因の一つです。特に3月や4月の人事異動の時期に、患者さんの転勤や引っ越しが重なって離脱が重なることはよくあります。

また、患者さんが途中で離脱し、ほかの治療院に通い始める可能性も考えられます。このようなことが起こると、経営の安定化に貢献する大きな要素が、大きく揺らいでしまいます。

こうして見ていくと、売上低下の原因はさまざまです。複数の原因が積み重なった結果として、売上が下がってしまうこともあります。
このような**根本原因を無視して、ただ闇雲にその場しのぎの手段や行動を選んでしまうと、思うような結果は出せません。**新規集客の効果が薄いのは、チラシか新聞折込かホームページなのか、どの媒体の反応率が下がっているかわからなければ、回復のための正しい手段や行動は見えてきません。

既存患者さんが流出しているのに、患者さんの人数を増やそうとして新規集客に走っても、失った金額がそのまま戻ることはないでしょう。このようなミスが続いた結果、広告活動への資金も用意できなくなり、手遅れになるリスクも発生します。

判断ミスを起こさないためにも、**現状の売上低迷の原因を突き詰めていく作業が必要です。**次年度の事業計画に対して正しい行動を選択し、必ず結果につなげられるよう、年度末には数字分析と原因の解明は必ず行いましょう。

3 広告費を正しく理解する

患者さんに治療院のことを知ってもらうためには、広告活動が必要不可欠です。

広告活動の効果は、広告費のかけ方によって、高くもなれば低くもなります。また、広告活動をスムーズに進めるには、広告に対しての正しい理解が必要です。

予約枠の空き具合と広告費の関係

まずは広告費のかけ方についてです。利益が出ているときに広告費を大盤振る舞いしていませんか。しかし、それは間違いです。

広告費の正しいかけ方は、「患者さんが少ないときこそ広告費を多めにかけ、多くなってから抑える」ことです。順番が逆のように感じられるかもしれませんが、予約枠数の空きを考えてみると、その理由に納得していただけるでしょう。

開業したてのころや経営がうまくいっていない時期は、患者さんがいないために予約表に余裕があります。新規集客が最優先課題となることから、広告費を多くつぎ込み、予約表の空きを埋めていかなければなりません。この時期は、売上の20~30%を広告費に充てるのが順当でしょう。

患者さんが増えてくると、反対に予約枠数は少なくなります。広告費を多めにかけ、新規患者さんを集めたとしても、営業時間内での施術は不可能に近いでしょう。そこで広告費を15%程度に減らし、さらに予約表が埋まってきたら5~10%まで抑えます。このようにして、予約枠数に応じて広告費を調整していくのです。

この順番を誤ると、必要なときに適切な集客活動ができなくなります。新規集客をするのに広告費を出し渋っていては、患者さんも売上も得られません。その逆もしかりで、予約表が埋まっている時期に新規集客に力を入れても、かえって予約を断らなければならない羽目になります。どちらにしても、広告費の無駄遣いにほかならないのです。

広告活動に取り組むなら、正しい広告費のかけ方と順番を理解しなければなりません。**「患者さんが少ないときは、広告費を多く使う」「患者さんが多いときは、広告費を抑える」。これが正解です。**

売上を上げるために広告費を使う

広告費のかけ方と順番を間違えてしまう理由は、「売上が上がったら広告費に回そう」という考えが根底にあるからのようですが、この考え方もナンセンスです。**売上が上がってから広告費を使うのではなく、広告費を使って売上を上げるのが正解**なのです。

開業まもない時期や集客が途上段階にある場合には、目前の課題は新規集客であり、新規患者さんを獲得するために多くの広告費を用意しなければなりません。それが回数券の成約率にも結び付き、広告費を十分にカバーして余りあるほどの売上と利益も見込めます。

反対に、広告費の金額にとらわれてばかりいては、いつまでたっても集客効果は出せません。成果を出せたとしても、期待した売上には到底及ばないでしょう。ささやかな初期投資や必要経費を抑え込んだばかりに、肝心の集客や売上は鳴かず飛ばずで終わる、それでは本末転倒と言わざるを得ません。


「できるだけお金は使いたくない」「なるべく経費を抑えて、利益を多くしたい」という発想は、経営者のマインドではありません。売上も利益も多く得るためには、必要な経費を見極め、それを出し惜しみせず、目的のために使っていかなければならないのです。

まずは患者さんが少ない時期に広告費をしっかりとかけ、集客や売上促進につなげる。広告費の正しい使い方を通じて、従業員から経営者のマインドへの切り替えを行いましょう。

広告媒体を正しく選び、集客効果を最大限に高める

治療院の経営状態に合わせた広告費のかけ方に加え、広告媒体の選び方も重要なポイントです。

広告をかける場所を間違えてしまうと、広告の効果に大きな差が出てしまうためです。

広告媒体を選ぶときは、まずはターゲットとなる患者さんが普段どのような広告媒体を利用しているのかを調べましょう。

30代の比較的若い世代なら、新聞折込よりも、パソコンやスマートフォンなどのインターネット広告に触れる機会が多いでしょう。中高年以降なら、新聞を購読している方が多く、新聞折込になじみが深いかもしれません。SNS広告で考えるなら、例えば20代の患者さんを集める場合、Facebookよりも年齢層が低いユーザーに広く利用されるInstagramのほうが適していることもあります。

こうした**世代別の特徴を考慮せずに、「流行っているから」「効果が高いと言われているから」という理由で広告媒体を選ぶと、狙っている新規患者さんに届きません。**広告費を無駄にしないためにも、患者さんが興味を持っている媒体を確認し、そこに広告を打っていきましょう。

広告は、治療院の存在を患者さんに知らせるための、集客の基本ともいえるツールです。そして、広告費のかけ方やかける順番、広告媒体に対する理解度により、集客効果は大きく変わります。多くの患者さんに治療院について知ってもらい、治療家としての本分を果たすためにも、今回お伝えしたポイントを押さえておきましょう。

4 既存向けの高額商品設計をする

回数券の提案や販売の順番を理解し、成約率に確かな成果を感じられるようになったら、回数券の金額を上げていくタイミングです。既存患者さん向けの高額商品設計、大型回数券の販売を考えていきましょう。

大型回数券で、より長期の関係を

ここでいう大型回数券とは、通常よりも回数が多い回数券のことです。回数の多さに比例し、一度に受け取れる金額も多くなります。

大型回数券は、「キャッシュの回収が早まる」「患者さんの長期的な来院が約束される」「予約表を早く埋められる」など、治療院側に多くのメリットを与えてくれます。

大型回数券の導入は、患者さんにもメリットをもたらします。治療院から長期的なサポートを受けられるようになるからです。特に症状が重いケース、メンテナンスとしての施術を行うケースでは、大型回数券は大いに役立ちます。6回程度の回数券での範囲内では、重症度が高い症状を改善することは容易ではありません。痛みや不快症状を取り切れないままに施術を終了しては、患者さんの悩みも残り続けるでしょう。

また、常に良好な健康状態を維持するには、定期的なメンテナンスが必要です。たとえ回数券の範囲内の施術で良くなったとしても、患者さんの生活習慣が変わらなければ再発するおそれがあります。そのリスクを考えると、定期的な通院で不調の早期発見と早期解決をすることは、大きな意味があります。

ですから、**大型回数券は患者さんの悩みをより高いレベルで解決するための手段の一つなのです。**「こんなに高額なものを売っていいのだろうか」とためらうことはありません。患者さんの健康と充実した生活を支えるためにも、大型回数券の販売を前向きにとらえていきましょう。

成功している手段のレベルを上げ、効果をさらに高める

大型回数券を販売することは、経営者としてさらなる成長を目指すことでもあります。

経営管理の基本として、「うまくいっていることは、続ける。または拡大する」「うまくいっていないものは、やめるか縮小させる、あるいは改善する」という行動指針があります。

回数券販売が順調にできているのなら、前者の行動指針が適切と言えるでしょう。回数券の成約率が高いということは、販売の順番やセールスの本質を深く理解できていて、トークスクリプ

トも適切なものを作れているということです。想定した通りに商品の提案ができていて、なおかつ結果も出せているのです。

この段階に到達したのなら、次の目標を定め、次のステージに向かっていきましょう。

大型回数券は既存患者さんに販売

最後に、大型回数券の販売を始める前の留意点をお伝えしましょう。新規患者さんではなく既存患者さんに絞って提案する、ということです。

大型回数券のような高額商品は、既存患者さんに販売することが鉄則です。

長期間通い続けている既存患者さんは、治療家の先生とのコミュニケーションを重ねてきており、お互いの信頼関係も構築されています。小規模治療院の目指すべきゴールともいえる「ファン化の達成」も完了しているでしょう。

そのような段階にまで到達すると、患者さんとしては高額商品であっても抵抗感を覚えなくなります。リピートを通じて作られた人間関係と信頼関係が、金額的なハードルを越えるためです。

治療家側が必死にセールスをしなくても、患者さんが「先生からなら、ぜひとも回数券を買いたい」と、喜んで提案に応じてくれます。

反対に、治療院に来たばかりの新規患者さんは、治療家の先生に対してまだ不信感や警戒心を抱えています。ここで大型回数券を提案すると、かえって金額的なハードルを感じてしまうことから、購入につながる可能性は極めて低くなります。

金額的ハードルが高い商品は、信頼関係ができているお客さんに向けて販売する。この鉄則を守るようにしてください。

大型回数券の販売は、通常の回数券から得られるメリットをさらに多くしてくれます。また、現状で成功している手段よりレベルが高いことなので、治療院としてのレベルアップも可能になります。

5 月間施術回数180〜200回が目標

チェックシート37段目

あなたは、自分が月に何回施術をしているか、正しく把握していますか。また、その数の長期推移を定期観測しているでしょうか。

施術回数も数字的な分析をするのに必要な指標です。月間施術回数を把握することで、より細かな分析にも結び付きます。

月間施術回数で治療院の経営状態を視覚化

月間施術回数を確認すると、治療院の経営状態が明らかになります。

もしも月ごとの売上に変動があっても、月間施術回数が理想的な状態に保たれていれば、年間売上は確保できているということです。

大型回数券の販売やイベント開催を行うと、200万円や300万円など、一度に多くの売上が得られます。ただ、その翌月は当月ほどの売上は見込めません。回数券による施術をしなければならない分、都度払いの施術が減り、月商が落ちることもあります。

ここで注視すべきものは施術回数です。売上が下がっていても、月間施術回数に変動がなければ、施術も経営も計画通りに進んでいるとわかります。売上が半減していたとしても、最優先するべき売上目標は年商ですから、さほど懸念することはありません。

しかし、売上だけでなく施術回数も減少しているのなら、問題が起きている証拠です。新規集客やリピート対策、既存患者さんの流出防止など、原因に合わせた施策を打たなければ売上の減少は決定的となります。

このように、**売上だけでなく月間施術回数の分析も欠かさないことで、経営が順調に進んでいるか、または危険な状態にあるか、見えやすくなります。**

施術回数は、治療院の全体的な売上を構成する重要な項目の一つです。また、治療院の稼働率や患者さんの来院状況を映すデータです。経営状態のさらなる可視化につなげるためにも、月間売上や患者さんの数、経費の計算に加え、施術回数の分析も取り入れましょう。

月間で180〜200回の施術回数が理想

月間施術回数の把握が必要な理由は、回数によって月の売上が決まるからです。

1回5000円で月180回分の施術をするなら、単純計算で月商は90万円、月200回なら、月商は1000万円です。患者さんの数や施術単価などに加え、施術回数が変わるだけで、月ごとの売上は大きく左右されます。

1人で開業している場合、1か月間の理想的な施術回数は、180〜220回といったところでしょう。これは月間で可能な施術回数の最大値の、60〜65%の稼働率に当たる想定です。

月間施術回数が最大値になれば、売上も最大値に届きますが、それには限界があります。常に予約表がいっぱいになるということは現実に起こりにくく、また営業時間のすべてを施術に充てていては経営や数字的な分析をする時間が足りなくなってしまいます。**経営活動をするのに負担がなく、かつ十分に患者さんを確保できているという条件として、月間での最大施術回数の60〜65％、回数にして180〜220回が妥当な数字になります。**

予約表にも先生のスケジュールにも若干の余裕がある状態で、目標の売上に到達する。これを念頭に置き、施術時間や営業時間、営業日数、施術単価額を加味し、理想的な月間施術回数を割り出しましょう。

6 セールスレター型ホームページ＋PPC広告を実行

ポスティングや新聞折込、雑誌などの紙媒体による営業・集客活動の効果が得られ、広告活動に予算を用意できる段階になったら、インターネットによる集客を視野に入れます。

ホームページ集客で確かな効果を出すには、正しい活用の仕方を知らなければなりません。ここで、広告の活用方法と確実に集客につなげるポイントについて解説します。

ホームページで、治療院の詳しい情報を提供

ホームページによる集客は、作成から広告費の予算までを考慮すると、チラシなどよりもはるかに高コストな手段です。しかし、集客活動を続けていくなら、ホームページは必ず用意することをおすすめします。**インターネットによる集客は、チラシでは得られない集客効果が期待できる**からです。

ホームページには、近距離から中距離、遠距離まで、距離を問わずに新規集客ができるというメリットがありますが、もう一つの大きなメリットがあります。ホームページがあると治療院の情報をより多く伝えられるのです。

ホームページは、チラシなどの紙媒体よりも情報量が圧倒的に多く作れます。治療院のホームページなら、施術の特徴や施術の流れ、治療家のプロフィール、症状別の記事、患者さんからのQ&Aなど、さまざまな情報が掲載できます。これだけ豊富な情報があれば、患者さんの理解をさらに深められ、来院への意欲を高めることができます。

ポスティングや新聞折込などで集客できている場合でも、ホームページでその効果を高められ

ることもあります。チラシなどは紙のサイズに制限がある以上、掲載できる情報も限られてきます。キャッチコピーや説得力を高める文章、セールスを理解した構成で作られていれば集客効果が期待できますが、患者さんにとっては情報不足に感じられることも出てくるでしょう。

そこで、チラシにホームページの検索先を掲載しておけば、手にした人は多くの情報に触れる機会を得られるでしょう。実際に、チラシによりホームページへと誘導され、来院を決める患者さんも少なくありません。

このように、将来来院してくれるかもしれない「見込み患者さん」にポスティングや新聞折込との相乗効果で十分な情報を提供するためにも、ホームページを活用するといいでしょう。

PPC広告で見込み患者さんをホームページに誘導

ホームページを作成したら、広告を使ってページへのアクセス数を増やし、見込み患者さんに治療院の存在を知らせていきます。そのための方法として「SEO対策」と「PPC広告」がありますが、僕が推奨するものはPPC広告です。

SEO対策もホームページ集客には有効ですが、検索エンジンのルールや基準は不定期に変わるため、常にホームページが上位表示される確率には変動があります。また、ライバルが多ければ多いほど、上位表示は難しくなります。

PPC広告なら、検索エンジンのルールが変更されても常にページを上位表示でき、長期的に多くのアクセスを見込めます。ホームページに患者さんを誘導することを最終目的とするなら、PPC広告が有利です。

「誰に対して何を伝えるか?」を明確にする

ホームページのアクセス数を増やすには、PPC広告のような広告手段が不可欠ですが、集客そのものの決定打はホームページの質にあります。掲載されている内容や文章に問題があると、多くのアクセスが得られても新規患者さんの来院は見込みにくくなります。

そのためにも、**「誰に対して、どのようなメッセージを伝えるか?」を前提に、ホームページの内容や文章を作ることが必要です。**

メッセージを伝えるとき、相手がどのような状況にあるのかによって、使う言葉は変わります。例えば、ダイエット商品をお客さんに売るとしましょう。この場合、太っている人に声をかけさえすれば購入してもらえると思われがちですが、実際に物事はそれほど簡単には進みません。

☑ 年代、性別
☑ どんな不調で苦しんでいるか
☑ 治療院は初めてか否か
☑ 生活環境は？

↓

対象イメージが鮮明になるほど、伝える言葉も明確になる。

ホームページはターゲットを明確に

人によって体型へのイメージや健康管理への認識には違いがあり、相手に合わせて伝える言葉を変えなければならないためです。

太っていることに自覚がない人なら、ダイエットの大切さを訴える前に、肥満体型であることを気づかせる必要があります。太っているけれど特に問題視していない人を相手にするなら、肥満による健康上のリスクを伝えなければいけません。ダイエットに励んでいる人なら、より効果の高い部分をアプローチすればいいので、商品の提案はしやすくなるでしょう。

治療院の見込み患者さんに置き換えても、同じことが言えます。その症状に悩んでいるのは1週間前なのか、もしくは数か月前、1年以上前なのかで、症状の深刻度は変わります。患者さんの年齢や性別、生活習慣などによっても、緊急度に違いがあらわれるでしょう。また、これから治療院への通院を検討している患者さんもいれば、すでに医療機関や治療院を転々としても症状が改善されず、最後の砦として新たに治療院を探す方もいるかもしれません。

こうした個々の背景を無視してホームページや掲載文章を作成しても、相手に響くメッセージは生まれません。**どんな患者さんにページを訪問してほしいのかのターゲットを明確にし、ホームページの内容や文章を決めましょう。**

特定の誰かに手紙を書くイメージで

ホームページを訪問した人に来院を促すには、確実に相手の心に響くメッセージが必要です。1人の患者さんに手紙を書くイメージで文章を作ると、言葉の選び方や伝え方がわかりやすいと思います。

ホームページもセールスレターも、突き詰めて考えると手紙のようなものです。そして、多くのケースにおいて、手紙とは1人に対して送るものです。「どのような言葉やメッセージを使えば、相手の心を動かせられるか?」を念頭に置き、文章を書くといいでしょう。

1人の心を動かすことができれば、その人と同じような環境に置かれている人の心も同じようにつかめます。逆に言えば1人の心にも響かないメッセージでは、多くの人の心に訴えかけるのは難しいのです。まずは1人の患者さんに向かって訴えかけるような文章を考えましょう。

そのためにも、誰に対してメッセージを送るのか、相手の選び方がポイントになってきます。**相手がどのような症状を持っていて、いつから悩んでいるのか。年齢や性別、家族構成、生活習慣など、見込み患者さんを細かく絞り込んでいきます。**相手のイメージを視覚化できるまで絞り込めれば、文章や伝え方もより鮮明にわかってくるでしょう。

7 施術単価を1分180〜220円に

チェックシート42段目

新規集客、既存患者さんへのリピート対策や流出防止に成功し、回数券も高確率で販売できるようになり、予約表も理想的なバランスで埋まるようになった。この段階までくれば、治療院の経営状態は極めて順調だと言えます。

そこからさらに次の成長を見据えるなら、値上げが課題となってきます。

値上げの目的は、売上最大値の底上げ

値上げの目的は、売上を上げること、ひいては売上の最大値を上げることにあります。

売上は、1か月に可能な施術回数と施術料金から成り立っています。1日の営業時間と1日に可能な施術回数、そして1か月の営業日数から月間の施術回数を出し、施術価格を掛け算すると単月の売上が可視化できます。稼働率100％の施術回数と施術価格で計算すれば、月間売上の最大値も見えてきます。

ただ、ここでの問題は、1か月で対応可能な施術回数に限りがあることです。予約表をすべて埋めたとしても、それ以上の施術回数は物理的に不可能なため、売上の最大値もそれで頭打ちになります。そこで、月間売上の最大値を上げることを目的に、値上げが必要になってくるのです。

どのような規模の治療院でも、この現実には必ず直面します。1か月の施術回数に上限値がある以上、施術料金を上げなければそこを突破することはできません。治療院の成長を目標とするのなら、現状での上限値の見直しを状況に合わせて繰り返していかなければなりません。

施術時間を短縮し、施術回数を増やす

月商100万円クラスでは、180〜220円の分単価での施術価格が理想です。30分の施術なら5400〜6000円です。

あなたの治療院がそこに到達していないのであれば、値上げを試みましょう。

値上げには、施術回数を増やす方法と減らす方法の、2種類があります。

施術回数を増やす方法とは、以前と同額のまま、1回の施術時間を短縮することです。例えば60分で6000円の施術をしていたのなら、30分に短縮し、患者さんには今までと同じ金額の6000円を支払っていただきます。これにより、実質的な値上げができます。

1回分の施術にかける時間が短くなると、そのぶん1日に可能な施術回数が増えます。治療院の1日の営業時間を10時間だとすると、1回60分の施術をしているのなら、1日にできる施術回数は10回です。ここで施術時間を半分にまで短縮し、施術回数を2倍にすることで、1日の施術回数は2倍になります。その結果、売上も2倍に増やせるのです。

限りのある営業時間内で売上の増加を狙うには、施術時間や回数の見直しは必要です。同じ施術料金でいかに多い売上を得られるかを考え、値上げの仕組みを作っていきましょう。

稼働率80%を超えたら、価格を上げて稼働率を下げる

施術料金の値上げのもう一つの方法に、施術価格を上げて施術回数を減らすというものもあります。その目的は、治療院として理想的な稼働率を意識すること、経営面での時間的な余裕を取

り戻すことです。

一般的に、治療院が目指すべき稼働率は60%とされています。１００%ではないけれど、半分以上の予約表が埋まっている状態です。患者さんの数も確保できていて、十分な売上も得られ、治療家だけでなく経営者としての仕事をする時間も残されている。このような状態にあってこそ、治療院の稼働率や経営は健全な状態だと言えます。

稼働率が70%を超えると、売上促進が期待できるようにも見えますが、時間的な余裕は失われます。80%の段階にまで来たら、営業時間はほとんど施術に奪われてしまうでしょう。売上が上がっても数字的な分析をする時間がなくなります。また体力的な疲れの原因にもなり、かえって治療院経営は危うくなります。

このような状態になったら、施術価格を上げて稼働率を落とすという対策を取らなければなりません。施術回数を減らしたうえで、売上が得られる状態に方向転換していくのです。この方法も、治療院のパワーアップを目指すにはいずれは必要になってきます。

稼働率が１００%の状態を治療院の成功条件と信じる方もよくいらっしゃいますが、長期的な成功を目標にするなら、かえって成功を遠ざけてしまう数字だと言えます。治療家としての本分と経営者の仕事を両立させるには、稼働率60%が必然的な条件です。それを前提に、目標とする売上が得られるような施術価格を設定しましょう。

施術価格の値上げは、治療院経営者として次のステップに進むには避けて通れない課題です。また施術料金を適切に設定するには、施術時間や予約枠数の上限値、稼働率の状態など、数字的な根拠や現状の確認が欠かせません。売上の最大値を上げるのはもちろん治療院の長期的な安泰も考えたうえで、値上げに取り組みましょう。

あとがき

僕が身を削って治療家を応援する理由

コンサルタントとして治療院業界に携わること、10年以上。北海道から鹿児島、沖縄まで、治療院を訪問し、直接指導した治療家の数は500人以上にものぼります。生活に困窮していたほどの治療家に月商100万円超えを実現させ、成功した治療家として世に送り出してきました。

本書をお読みになればわかるように、僕の個別指導塾では治療院経営を改善させるための手段や課題、マインドなどを余すところなくお伝えしています。ほかのコンサルタントなら手を出さないようなことも率先して行い、労を惜しまずに仕事に励んでいます。

なぜ、そこまでして、僕は治療家を救おうと思うのか？

これほどまでの熱意と原動力は、一体どこから来ているのか？

その理由をわかっていただくために、僕の幼少時代と社会人になってからの経験についてお話しします。

7歳で経験した、突然の夜逃げと転落生活

実は僕の両親も自営業出身です。父は熱帯魚店、母は釣り堀店をそれぞれ営んでいました。経営が順調だったのか、当時は大きな家に住み、一家で何不自由ない生活を送っていました。そんななか、父の会社が倒産。裕福な生活から一転、夜逃げを余儀なくされました。僕が7歳、小学校1年生のころの出来事でした。

夜逃げした先は、築40年以上の古いアパートです。6畳一間、トイレは共同でお風呂はなし、電話さえも隣人と共有して使わなければならないような環境でした。両親と兄、僕の4人で住むのですから、プライバシーも自由も皆無です。

夜逃げをして失ったものは、家だけではありませんでした。一緒に遊んでいた友達も、大切にしていた玩具も、可愛がっていたペットの犬も、すべて手放さなければならなかったのです。「夜逃げをしたんだなあ……」と事の深刻さを痛感したと同時に、失ったものの多さに悲しみが込み上げてきたことを、今でもよく覚えています。

新たな生活は、決して明るいものではありませんでした。生計を立てようにも、両親には自営業以外に職歴もスキルもなく、働く場所はなかなか見つかりません。父は運転免許だけは取得していたため、俗にいう「軽配送」の運転手として、配達の仕事を始めました。母は仕事への意欲が消え失せたようで、パチンコ漬けの日々を過ごしていました。

その日を食いつなぐのにも困っているのに、父が一生懸命に稼いだお金が、母のパチンコで消えていく。夫婦仲は険悪になり、父と母は毎日のように喧嘩を繰り返していました。僕も転校先での人間関係になじめず、同級生からのいじめにも遭っていました。

倒産、夜逃げ、家庭崩壊。そんな経験をしたからか、母には「自営業だけはやめなさい。大人になったら、ちゃんと勉強して大学を出て、安定した会社に入りなさい」と言われました。自身がどん底を経験したからこその、心の叫びだったのでしょう。

勤め先の倒産から湧き起こった疑問と学び、そして決意

母の言葉に従うように、僕は25歳のときに上京先から近い工場に就職しました。朝7時から夜の10時、11時まで、それこそ「仕事が命」だと信じ込み、がむしゃらに働きました。その甲斐があって、2年後には先輩社員を追い抜き、工場長代理を任されるまでに出世。「自分の選択は正しかった」「僕の人生はこれでやっていける」、そう思っていました。

しかし、僕が30歳のときに、勤め先が倒産。冬の寒い日に出社したら、会社そのものがなくなっている。破産の手続きを担う、弁護士の名前が書かれた紙が事務所前に貼られ、倒産の現実

を目の前に突き付けられました。

骨身を削る思いで働き、実力もつけたのに、勤め先が倒産してしまった。次の就職先を探すなか、「どうして会社は倒産したのだろう?」と疑問が湧き起こりました。さらには「なぜ父の仕事は倒産したのか?」「夜逃げして、家庭環境まで悪くなった原因はどこにあるのだろう?」と、僕の幼少時代の経験も引っかかってきました。それらの答えを知りたくて、経営やマーケティング、セールスなどの勉強を始めたのです。

勉強すればするほど、答えがはっきりとわかりました。会社を倒産させてしまう人には、経営のスキルがない。何をどうしたらいいのかもわかっていないから、すべて自己流で突き進む。そんな状況で経営がうまくいくわけはなく、倒産しても当然です。

理論を学んで知識を身につけ、それに合わせて行動していけば、経営のスキルは上がります。けれど学ぶ環境も機会もないし、見つけ方も知らない。知識がないために、結局何も得られない。

経営について学ぶほどに僕はそれを痛感し、コンサルタントとして生きることを決意しました。経営で困っている人に学ぶ環境と機会を提供する、それが僕の人生の使命になったのです。

両親の無念を胸に、1人でも多くの治療家を救いたい

残念ながら、僕の両親はすでに他界し、学んだ知識と技術を伝えることはできません。でも、両親のような失敗の道をたどろうとしている方は、世の中にはまだまだたくさんいます。そうなったら、本人だけでなく家族も悲惨な状況に巻き込まれてしまいます。

あなたには絶対に、僕の両親のような経験をしてほしくない。あなたの大切な家族に、僕の幼少時代のような辛い思いを味わってほしくない。「当時の両親とかつての自分を救いたい」との思いも込めて、僕は今も経営コンサルタントとして全国を飛び回っています。

治療家の仕事は、患者さんの身体を良くしてより幸せな人生に導く、素晴らしい仕事です。だからこそ、経営難に振り回されずに、治療家としての仕事を全うしていただきたい。そうすることで、患者さんから喜ばれ、家族が幸せになり、あなたの生活も心も豊かに満たされていきます。

あなたがそんな最高の状態を迎えられるよう、僕がサポートできたらと心から願っています。

2021年9月　早野隼翔

1人治療家必見！ 55段階式なら6カ月で達成できる！

月商100万円の成功ステップ

2021年10月20日　初版第1刷発行

著　　者　早野隼翔
発 行 人　工藤謙治
発 行 所　㈱ウィンキューブホールディングス
〒160-0023　東京都新宿区西新宿1-21-1　明宝ビル4階
発 売 元　論創社
〒101-0051　東京都千代田区神田神保町2-23　北井ビル
tel.03（3264）5254　fax.03（3264）5232　https://ronso.co.jp
振替口座 00160-1-155266
編集協力　加藤小百合、株式会社トリア
装　　丁　山之口正和（OKIKATA）
本文組版　キヅキブックス
印刷・製本　精文堂印刷

ISBN978-4-8460-2108-5